Dr. med. Susanne Schunder-Tatzber

ganzheits
medizin
akademie

Heilen mit Pflanzen

Einsatzmöglichkeiten und Grenzen

VERLAGSHAUS DER ÄRZTE

Verlagshaus der Ärzte GmbH, Nibelungengasse 13, A-1010 Wien
www.aerzteverlagshaus.at
In Zusammenarbeit mit der Wiener Internationalen
Akademie für Ganzheitsmedizin.

1. Auflage 2005

ISBN 3-901488-61-8

Umschlaggestaltung: Andrea Malek, malanda-buchdesign
Satz: Mag. Martin Schrampf, *c/you*
Umschlagfoto: PhotoDisc
Projektbetreuung: Mag. Hagen Schaub
Druck & Bindung: Universitätsdruckerei Klampfer, Weiz
Printed in Austria

Vorwort

Dieses Buch wendet sich an den interessierten Leser, der die Grundzüge moderner westlicher Pflanzenheilkunde kennen lernen möchte.

Mit der Hilfe von Pflanzen lassen sich eine Vielzahl von Beschwerden und körperlichen Störungen lindern und es kann deren Heilung beschleunigt werden.

Die Kenntnisse über die heilende Wirksamkeit von Pflanzen hat sich in manchen Regionen in Europa recht gut erhalten, aber Vieles an Wissen ist auch verloren gegangen. Vor allem dem Städter, der nur selten engeren Kontakt zur Natur hat, sind Pflanzen als alltägliche Heilmittel kaum ein Begriff.

Dieses Buch soll neugierig machen, sich wieder mehr mit Pflanzen und ihrer gesicherten Wirksamkeit, sich mehr mit der Natur und ihren Möglichkeiten zum Einsatz für Menschen vertraut zu machen.

In den letzten Jahren ist es Heilmitteln aus Pflanzen langsam wieder gelungen, sich neben chemisch-synthetischen Heilmitteln zu behaupten, auch wenn es heute aufgrund gesetzlicher Bestimmungen immer schwieriger wird, neue pflanzliche Heilmittel auf den Markt zu bringen oder alte, bewährte Mittel überhaupt weiter anzubieten. Trotz dieser rechtlichen Zulassungsproblematiken wächst der Wunsch vieler Menschen, sich auch wieder mehr dieser Heilmittel zu bedienen und diesem Wunsch soll dieses Buch Rechnung tragen.

Die 60 hier aufgeführten Heilpflanzen stellen natürlich nur einen kleinen Auszug der weltweit als Heilpflanzen verwendeten Pflanzen dar. Diese Pflanzen decken aber ein großes Einsatzgebiet von Störungen und Beschwerden ab, die mit pflanzlichen Arzneimitteln positiv beeinflusst werden können.

Dieses Buch soll der Information dienen, soll zum Spaziergang in der Natur einladen, soll zum Staunen über die vielfältigen Arzneipflanzen anregen und zum Weiterlesen und Weiterlernen animieren. Es ersetzt aber keine ärztliche Untersuchung und Behandlung. Sich selbst mit Pflanzen bei Beschwerden Linderung zu verschaffen, mag ein berechtigter Wunsch sein. Doch sollten diese Versuche nicht dazu führen, sich nicht rechtzeitig in ärztliche Behandlung zu begeben. Die ärztliche

Behandlung nimmt zudem immer mehr komplementärmedizinisches Gedankengut auf und immer mehr Ärzte sehen sich in der Lage, ihren Patienten auch Arzneimittel mit pflanzlichen Inhaltsstoffen zu verordnen.

Dieses Buch soll den Dialog fördern, soll aufzeigen, in welchen Bereichen eine Therapie mit pflanzlichen Arzneimitteln sinnvoll sein kann und wo auch Vorsicht walten sollte.

Die Angaben im Buch wurden mit großer Sorgfalt geprüft. Die Autorin kann jedoch keine Haftung für den Gebrauch und die Anwendung von Arzneipflanzen übernehmen.

Dieses Buch ist allen Freunden der Natur und der Heilpflanzen gewidmet und ist im Sinne meiner Großmutter und meiner Eltern entstanden, die mich in die Welt der Heilpflanzen und der Pflanzenkunde einführten und den Grundstein meiner Liebe zur Natur mit ihren vielfältigen Erscheinungsformen legten.

Wien, im Sommer 2005

PS: Obwohl sich die Autorin leidenschaftlich zur Gleichberechtigung der Frauen bekennt und begeisterte Ärztin ist, verzichtet sie auf die heute manchmal dogmatisch geforderte neue Schreibweise. Der Schreib- und Lesefluss und damit das Verständnis werden ihrer Meinung nach durch Schreibweisen wie ÄrzteInnen oder Ärzte/Ärztinnen usw. eher erschwert und Begriffe wie diese tragen aus ihrer Sicht auch nicht zur Gleichberechtigung der Geschlechter bei.

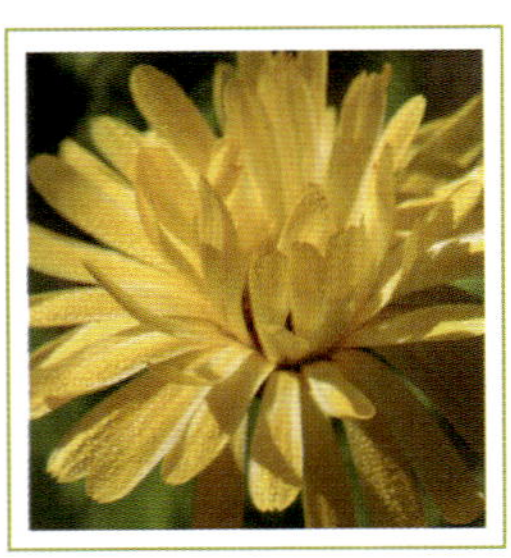

Inhalt

Geschichte der Phytotherapie

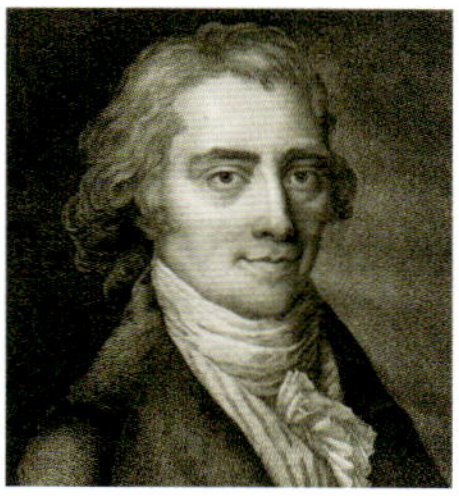

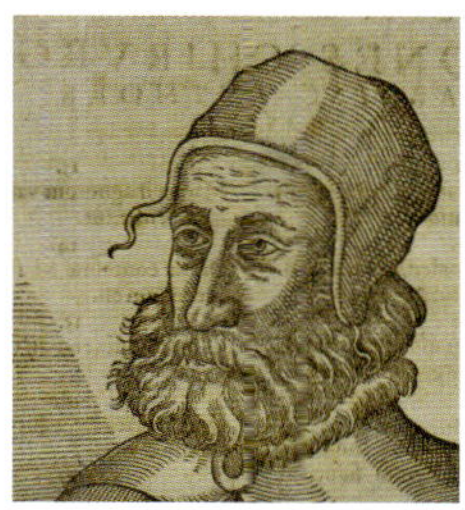

Heilen mit Pflanzen mit Pflanzen Heilen

Geschichte der Phytotherapie

In allen Kulturen und Zeiten haben Menschen mit Pflanzen versucht, Beschwerden zu lindern und Krankheiten zu heilen. Dieses Kapitel gibt eine kleine Übersicht zur Entwicklungsgeschichte der Heilkräutertherapie.

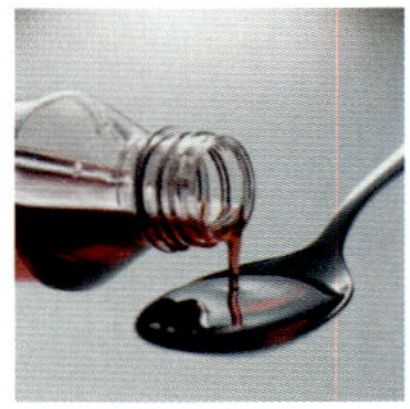

Frühzeit

Erste schriftliche Zeugnisse, die sich bis heute erhalten haben und die die Anwendung von Arzneipflanzen beschreiben, ritzten die Sumerer in Tontafeln (Ende des 3. Jahrtausend vor Chr.). Diese Tontafeln wurden in den Ruinen von Nippur in Mesopotamien gefunden und gelten als die ältesten medizinischen Abhandlungen in Eurasien.

In China lässt sich das erste Kräuterbuch für die Zeit um 1000 vor Christus belegen; es listete bereits 1000 Heilpflanzen auf. In Indien finden sich aus der Zeit um ca. 2000 vor Christus erste Aufzeichnungen über die Verwendung von Heilpflanzen in der Ayurveda-Medizin.

Aus dem alten Ägypten stammt das nach seinem Entdecker benannte „Papyrus Ebers“ (ca. 1600 vor Christus), auf dem über 600 Pflanzen und ihre Anwendungsbereiche verzeichnet sind. In dieser 20 m langen Schriftrolle finden sich rund 700 Rezepte für die Herstellung von Heilmitteln bei unterschiedlichsten Beschwerden. So wurde für die Behandlung von Eiterabsonderungen am Auge die lokale Auflage von Rhizinusblättern empfohlen.

Antike

In der antiken Literatur werden in der Ilias die Ärzte des griechischen Heeres Podaleiros und Manchaon erwähnt. Sie pflegten die von den Trojanern verwundeten Soldaten, indem sie ihnen Heilkräuter auf die Wunden legten. Die beiden waren die Söhne des Asklepios, der als Begründer der Heilwissenschaften angesehen wird.

In der altgriechischen Welt glaubte man, dass die Arzneimittel durch den Willen der Götter wirkten. Es setzte sich aber langsam auch die Auffassung durch, dass der Mensch selbst etwas zu seinem Heil beitragen und auch selbst für die Gesundheit tun müsse. Dabei herrschte die Vorstellung, dass es zwei unterschiedliche Wirkweisen von Medikamenten gibt, nämlich die „Unterstützung" und das „Entgegenwirken". Man setzte also Medikamente ein, um die bereits beginnende natürliche Heilung zu unterstützen, und andere Mittel, um der Kraft der Krankheit entgegenzuwirken.

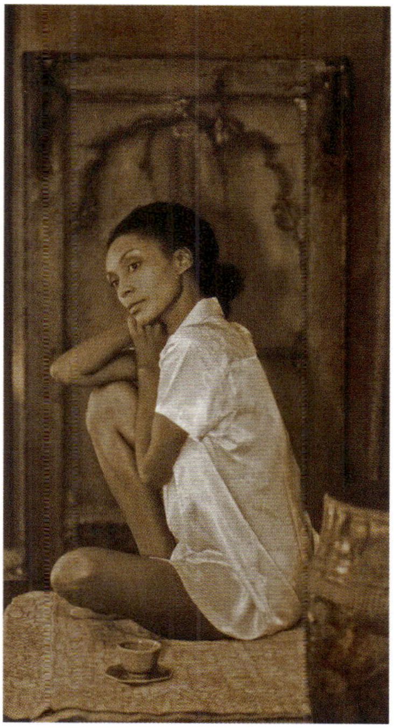

In Griechenland begann die wissenschaftliche Auseinandersetzung mit Gesundheit, Krankheit und Heilung unter Hippokrates (460 bis 370 v. Chr.) In seiner Abhandlung „Corpus Hippocraticum" findet sich eine Fülle von pflanzlichen Heilmitteln und deren Anwendung.

Ägyptische und indische Arzneien gelangten in alexandrinischer Zeit (um 350 v. Chr.) in großen Mengen auf den pharmazeutischen Markt Griechenlands. Alexander der Große hatte der griechischen Welt den Orient eröffnet und so fanden sich Aloe und Wegerich auf den Märkten, aber auch das Blut von Krokodilen oder Schildkröten aus Ägypten.

Der Arzt Pedanius Dioskurides praktizierte um 60 n. Christus in Rom und war Leibarzt des römischen Kaisers Nero. Es wird vermutet, dass er auch Militärarzt war und in dieser Funktion viele Teile des römischen Imperiums bereiste, wodurch er sehr viele Pflanzen kennen lernte. Er verfasste die Schrift „Über medizinische Substanzen (de materia medica)" die Beschreibungen von rund 600 Kräutern enthält, wobei jeder Pflanze auch eine Abbildung beigefügt ist und die Pflanzennamen in Griechisch, Lateinisch und Ägyptisch beschrieben sind. Dieses Buch erfreute sich bis in die beginnende Neuzeit großer Wertschätzung, wie zahlreiche Bearbeitungen und Übersetzungen sowie die Überlieferung in vielen Handschriften belegen.

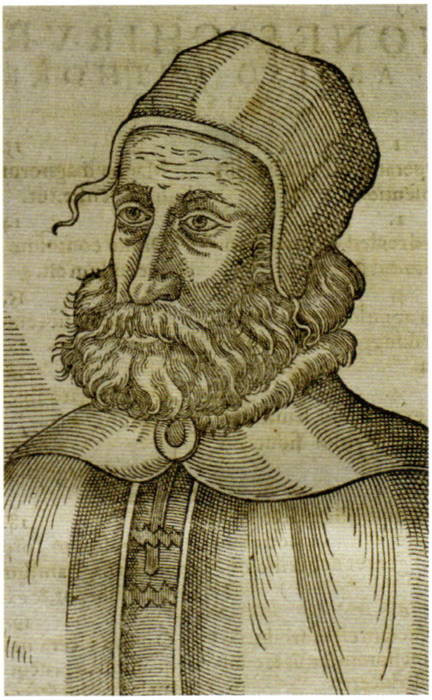

Claudius Galenus

In der Antike entwickelten sich bereits die zwei Zweige der pharmazeutischen Wissenschaft: einer befasste sich mit den so genannten einfachen Heilmitteln („Simplicia") und stellte die Einzeldroge in den Mittelpunkt, um ihre Wirkung und Anwendung zu erforschen, wohingegen sich der andere Zweig mit den zusammengesetzten Heilmitteln beschäftigte, den so genannten „Composita".

Der griechische Arzt Claudius Galenus von Pergamon (129 bis ca. 201) war Leibarzt der kaiserlichen Brüder Marcus Aurelius und Lucius Verus und prägte mit seinen Schriften die europäische Medizin der folgenden 1500 Jahre. Galen publizierte als erster eine „Krankheitslehre", die als Vier-Säfte-Lehre – auch Humoralpathologie genannt – bekannt wurde. Er ging davon aus, dass sich die Säfte Blut, Schleim, schwarze und gelbe Galle im menschlichen Organismus in einem Gleichgewicht befinden. Verschieben sich diese, dann ist der Mensch erkrankt. Galen stellte auch bestimmte Regeln für die Zubereitung seiner Arzneimittel, die oft mehrere Dutzend Komponenten aufwiesen, auf. Nach ihm werden Regeln zur Arzneimittelzubereitung heute noch immer als „Galenik" bezeichnet.

Arabische Welt

Die arabische Welt bewahrte im Gegensatz zum mittelalterlich-christlichen Europa das Wissen der Antike und entwickelte es auf vielen Ebenen (Philosophie, Medizin, Mathematik usw.) weiter. Dieses Wissen kam dann nach und nach auch wieder ins christliche Abendland. Unter den unzähligen wissenschaftlichen Werken finden sich auch mehrere Werke, die sich mit Heilpflanzen und ihrer Anwendung befassen. In ihnen lebte auch die Säftelehre Galens weiter und Medikamente wurden nach den ihnen zugeschriebenen Fähigkeiten eingesetzt, die Säftezusammensetzung im Körper zu beeinflussen.

So schrieb der bedeutende arabische Wissenschaftler Abu Raihan Al-Biruni (973 bis 1048): „Da zwischen dem Körper und den Dingen, mit denen er sich ernährt, Wechselwirkungen stattfinden, vermag er Nahrungsmittel und Heilmittel für sich nutzen, aber auch einem Gift, sofern es nicht zu schnell wirkt, Widerstand entgegenzusetzen. Die Unterscheidung von Nahrungsmittel, Heilmittel und Giften ist scharf umrissen, denn zwischen Nahrungs- und Heilmittel gibt es so genannte pharmakologische Nahrungsmittel und zwischen Heilmittel und Giften so genannte giftige Medikamente. Der Arzt sollte immer mit den sanftesten Mitteln zu behandeln suchen, das sind die Nahrungsmittel. Wenn er damit keinen Erfolg erzielt, sind die pharmakologischen Nahrungsmittel den giftigen Medikamenten vorzuziehen, die nur im Notfall verwendet werden dürfen. Außerdem soll möglichst mit einfachen Heilmitteln behandelt werden. Wenn er (der Arzt) zusammengesetzte Mittel anwendet, muss er für sie die mildesten und gefahrlosesten Mittel aussuchen, bevor er die Stärke der Mittel steigert."

Diese und ähnliche Textstellen belegen das im arabischen Raum bekannte pflanzenkundliche und pharmazeutische Wissen. Ihnen folgten zahlreiche Publikationen arabischer Autoren, die neben Beschreibungen der einfachen Heilmittel („Simplicia"), die alphabetisch geordnet sind und mit all ihren Eigenschaften beschrieben werden, umfangreiche Synonymlisten zur Identifizierung von Drogennamen in anderen Sprachen sowie von Ersatzmitteln umfassten. Daneben hatten Bücher über zusammengesetzte Heilmittel („Composita") und die Antidotarien (Giftbücher), in denen zahlreiche Gifte und Gegengifte aufgelistet wurden, einen großen Stellenwert.

In den Werken arabischer Schriftsteller finden sich neben den Beschreibungen von Heilpflanzen auch Abhandlungen über Nahrungsmittel und ihre schonende und geschmackvolle Zubereitung sowie diätetische Hinweise.

Die Entwicklung der Medizin jener Zeit lässt sich auch gut an der umfangreichen Literatur zur Behandlung von Augenleiden, Frauenkrankheiten usw. ableiten. Durch das immer umfangreicher werdende

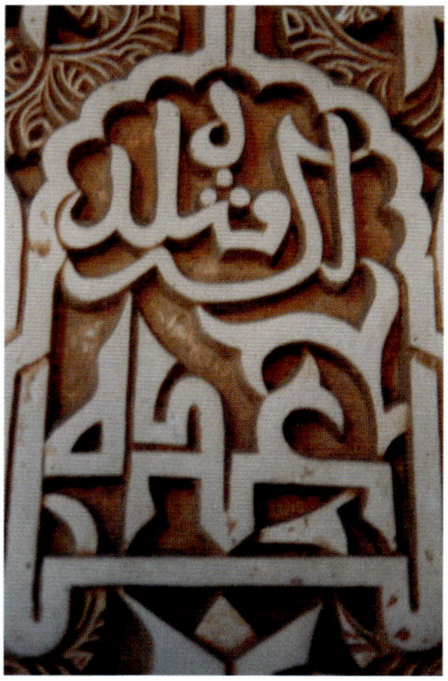

Wissen über Einzeldrogen, Kombinationsmöglichkeiten und Medikamentenherstellung spaltete sich in der arabischen Welt ab dem 8. Jahrhundert der Apotheker als selbstständiges Gewerbe von der rein medizinischen Disziplin ab. Unter der Herrschaft des Kalifen Muhammad Al-Mahdi (775 bis 785) entstand in Bagdad die erste öffentliche Apotheke.

Der Beruf des Apothekers war ein sehr angesehener, er musste über gute Drogenkenntnisse verfügen, musste gute von schlechten sowie echte von falschen unterscheiden können sowie über Haltbarkeit und Aufbewahrungsmethoden Bescheid wissen. Da Verfälschungen von Drogen recht verbreitet waren, wurden staatliche Aufsichtsbehörden eingerichtet, die das Apothekenwesen überwachten.

Mittelalter

Im Mitteleuropa kam es während der Zeit der Völkerwanderungen zu einem Niedergang der medizinischen Wissenschaften und Krankenversorgung. Als im 5. und 6. Jahrhundert die Völkerwanderung begann und die Germanen einwanderten, brachen Pestwellen (543 bis ca. 700) aus. Diese Ereignisse, aber auch die Ablehnung eines großen Teils des antiken Wissens durch das Christentum führten dazu, dass auch die Kenntnisse der griechischen Ärzte verloren gingen.

In der Zeit der Neuordnung der europäischen Reiche entwickelten sich die Klöster zu den wichtigsten Zentren des Wissens und der Krankenbehandlung, die auch eine spezielle Medizin hervorbrachte, wobei fast ausschließlich mit Kräutern und Heilpflanzen behandelt wurde.

Im Jahre 527 gründete Benedikt von Nursia ein Kloster auf dem Monte Cassino in Süditalien und stellte Ordensregeln für die Mönche auf. In einer dieser Regeln, Kapitel 37, heißt es: „Die Sorge für die Kranken steht vor und über allen Pflichten“. Durch diesen Leitsatz wurde die

Krankenbehandlung eine der wichtigsten Aufgaben der Klöster. Jedes Kloster sollte zu diesem Zweck einen eigenen „Diener" mit einem dazugehörigen Krankenzimmer erhalten.

Cassiodor, ein Nachfolger von Benedikt, spielte bei der Ausarbeitung der klösterlichen Arzneimittellehre eine wichtige Rolle. Er empfahl auch den Mönchen, die großen griechischen Ärzte zu studieren.

Das Lorscher Arzneibuch (Abb. S. 19) wurde um 795 während der Regierungszeit Karls des Großen niedergeschrieben. Es gehört zu den ältesten erhaltenen medizinischen Handschriften des deutschsprachigen Raumes und umfasst Rezeptsammlungen der unterschiedlichsten Art, angefangen von einfachen bis hin zu komplexeren Anleitungen. Darunter finden sich auch Drogen, die aus dem Orient stammen, und da die Beschaffung dieser Drogen immer teurer wurde, finden sich in diesem Buch auch Drogenaustauschlisten.

Karl der Große war sich der Bedeutung der Klöster und auch der Klostermedizin bewusst und erließ daher auch ein Gesetz, nach dem Klöster und Städte Nutzgärten anzulegen hatten. Er erließ zudem auch detaillierte Anweisungen über die zu verwendenden Sorten beim Anbau von Obst sowie von Heil- und Gewürzpflanzen.

Auf der Klosterinsel Reichenau im Bodensee verfasste Abt Walahfrid Strabo (808 bis 849) den so genannten „Hortulus", der in 444 lateinischen Hexametern den Gartenbau sowie 24 verschiedene Pflanzenarten mit ihren medizinischen Anwendungen beschreibt. In diesem Lehrgedicht wird neben der Beschreibung des therapeutischen Nutzens auch die Schönheit der Pflanzen gewürdigt und es werden praktische Pflanzenpflegetipps gegeben.

Im 11. Jahrhundert schrieb der französische Mönch Odo Magdunensis eine Dichtung über die Heilwirkung von Kräutern, den „Macer Floridus", der rasch zu einem Standardwerk für naturheilkundliches Wissen wurde und viele Übersetzungen in andere Sprachen erfuhr. Er beschreibt in diesem Buch 80 Heilpflanzen und deren Heilwirkung in mehr als 2000 lateinischen Hexametern.

Hildegard von Bingen (1098 bis 1179) brachte wieder neue Pflanzen in die Klostermedizin. Die berühmte Heilkundige war Äbtissin des Benedikterinnenklosters auf dem Rupertsberg bei Bingen am Rhein. Sie hat neben anderen heilkundlichen Schriften zwei große Werke geschrieben, die „Physica“ und die „Causae et curae“. In ihrer zwischen 1151 und 1168 halb lateinisch und halb deutsch geschriebenen „Physica“ wies sie einzelnen Heildrogen auch bereits deutsche Namen zu. Durch die teilweise Veröffentlichung in deutscher Sprache wurden ihre Erkenntnisse auch für medizinische Laien fassbar. In unserer heutigen Zeit finden die Arbeiten der Hildegard von Bingen wieder eine interessierte Leserschaft. Doch wenn auch ihre Erkenntnisse und Schriften medizinhistorisch interessant sein mögen, modernen naturwissenschaftlichen Prüfungen halten sie häufig nicht stand.

Im Hochmittelalter kam es zur Gründung der Schule von Salerno, eine der ersten medizinischen Universitäten in Europa. Ihre Ausbildung legte besonders auf gesunde Ernährung und auf Maßnahmen zur Hygiene viel Wert. Rasch etablierten sich auch andere medizinische Fakultäten und die Klöster verloren damit langsam ihr Monopol im Bereich der Heilkunde und Medizin.

Im späten Mittelalter kam es durch die Inquisition zur Verfolgung von so genannten „weisen Frauen“, die in der Regel als Hebammen tätig waren und auch fundierte Kenntnisse über Heilpflanzen besaßen. Mit diesem Wissen halfen sie bei Alltagsbeschwerden und führten Abtreibungen durch. In den Flammen der Scheiterhaufen fanden nicht nur unzählige Frauen und Männer den Tod – es ging auch das Allgemeinwissen über den Gebrauch und die Wirksamkeit von Heilpflanzen verloren.

„Alle ding sind gift und nichts on gift; allein die dosis macht, dass ein ding ein gift ist.“ Dies ist ein bekannter Ausspruch des Arztes Theophrastus Bombastus von Hohenheim, besser bekannt unter dem Namen Paracelsus (1493 bis 1541), der sich naturwissenschaftlich und philosophisch mit der Wirkung der Arzneien auseinander setzte. In seinem Werk „Herbarisus“ versuchte er einen Zusammenhang zwischen dem Aussehen von Pflanzen und deren Verwendung bei Krankheiten herzustellen. Er ging von der Idee aus, Gott habe den Pflanzen Zeichen gesetzt, die der Kundige erkennen und deuten könne. So wurden beispielsweise gelb blühende Pflanzen in Beziehung zur gelben Galle gesetzt. Paracelsus gilt somit als Begründer der so genannten „Signaturenlehre“.

Nach Erfindung des Buchdrucks erschienen verschiedene reich bebilderte „Kräuterbücher“, die das Wissen über die Pflanzenheilkunde erstmals auch wohlhabenden bürgerlichen Schichten zugänglich machten. Das 1539 von Hieronymus Bock verfasste „New Kräuterbuch von Underscheidt, Wyrkung und Namern der Kräutter so in deutschen Landen wachsen“ erfreute sich auch wegen seines humoristischen Stils und der Tatsache, dass es in deutscher Sprache erschien, großer Beliebtheit.

Neuzeit

Der deutsche Arzt Christoph Hufeland (1762 bis 1836) hatte mit seinem Werk „Enchiridion“ großen Einfluss auf die zeitgenössische Medizin. Zu seinen wichtigsten therapeutischen Methoden setzte er Pflanzen ein – das Wirken der Natur stand für ihn ganz im Vordergrund.

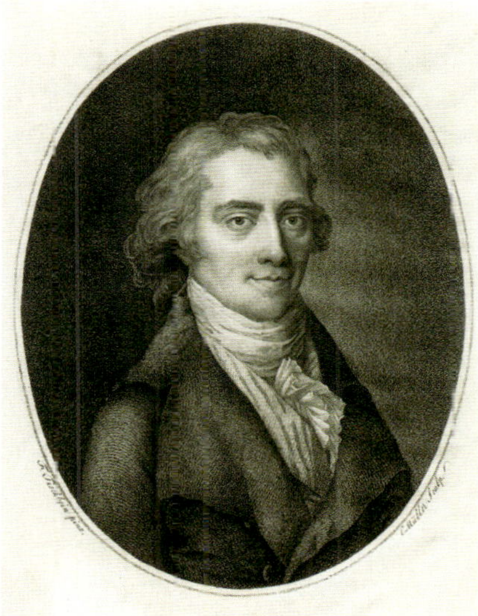

Christoph Hufeland

Ein neues Zeitalter der Pharmakologie entstand zu Beginn des 19. Jahrhunderts. Dank der Entwicklung der organischen Chemie war es möglich, Einzelstoffe aus pflanzlichen Arzneimitteln zu isolieren. So gelang 1805 F.W. Sertümer die Isolierung von Morphium, dem wichtigsten Alkaloid des Opiums. 1818 folgte das Strychnin aus der Brechnuss, 1820 das Chinin aus der Chinarinde und 1875 das Digitalis aus dem Fingerhut. Die neuen Möglichkeiten der Therapie wurden begeistert aufgenommen und in dieser Zeit entstanden auch erste pharmazeutische Unternehmungen, die diese Stoffe herstellten und vertrieben.

Die erste Universitätsabteilung für „experimentelle Pharmakognosie“ wurde 1885 in Berlin begründet. Sie widmete sich der naturwissenschaftlich exakten Beschreibung der Pflanzen und der chemischen Analyse der Inhaltsstoffe.

Die Notzeiten des 20. Jahrhunderts brachte viele Menschen dazu, sich mit Heilpflanzenkunde zu beschäftigen, um den Mangel an medizinischer Versorgung auszugleichen, was zum Teil auch staatlich gefördert wurde.

Nach dem 2. Weltkrieg und der Weiterentwicklung der modernen chemischen Arzneimittel gelang es der Phytotherapie nur langsam, wieder wissenschaftlich aktiv zu werden und auf diesem Gebiet neue Erkenntnisse zu gewinnen, zumal an vielen Universitäten in Europa die Abteilungen für Pharmakognosie anderen Forschungszwecken zugeführt oder gänzlich geschlossen wurden.

Erst in den letzten Jahren kommt es langsam – auch von der Bevölkerung im größeren Maße gewünscht und gefordert (was sich auch an steigenden Umsatzzahlen für Phytopharmaka ablesen lässt) – zu einer Renaissance der Phytotherapie. Und noch immer harren beispielsweise zahlreiche seltene, bereits von den arabischen Ärzten des frühen Mittelalters beschriebene Heilpflanzen einer eingehenden wissenschaftlichen Untersuchung, die möglicherweise sehr überraschende neue Erkenntnisse eröffnen kann und den Weg zu neuen Medikamenten öffnet.

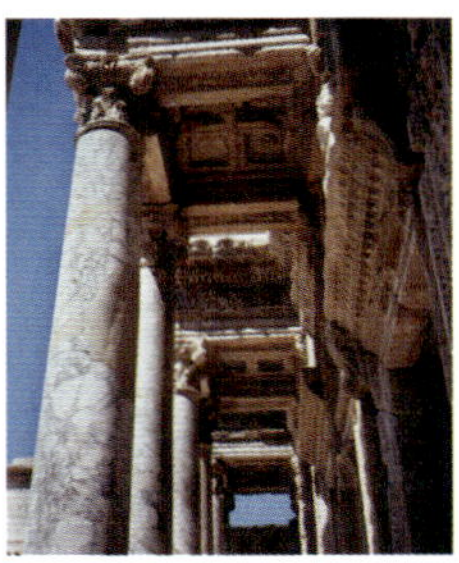

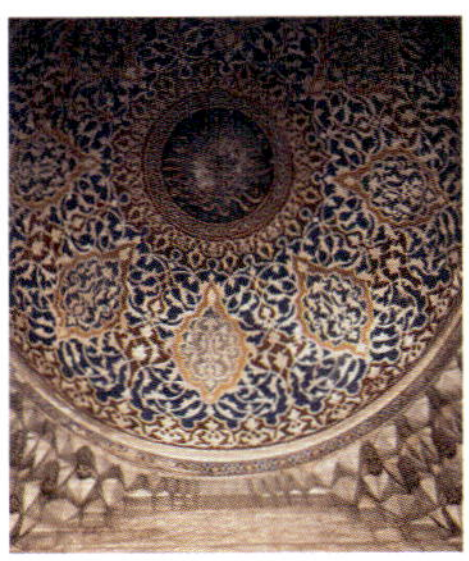

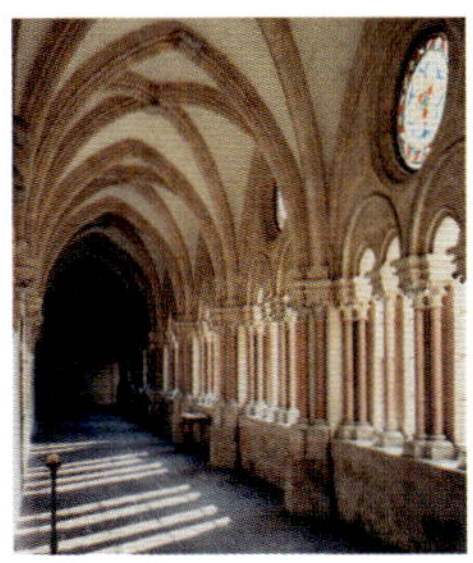

Einführung

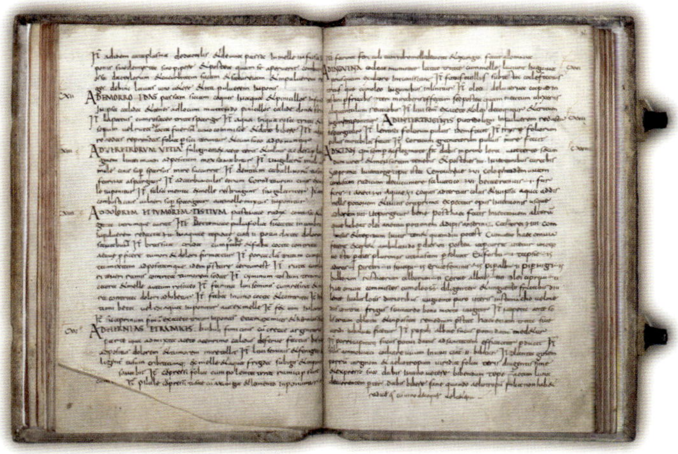

in die moderne Phytotherapie

Heilen mit Pflanzen mit Pflanzen heilen

Einführung in die moderne Phytotherapie

Die Verwendung von Pflanzen zum Heilen von Krankheiten hat in allen medizinischen Traditionen ihren festen Stellenwert – sei dies nun in unserer westlichen Medizin oder in Heilmethoden anderer Kulturen, wie der Traditionellen Chinesischen Medizin, der Ayurveda (traditionelle indische Medizin), den indianischen Heilweisen usw.

Dieses Buch konzentriert sich auf einige wichtige Heilpflanzen, die vor allem in der europäischen Heiltradition stehen und für die es in den letzten Jahren auch gelang, wissenschaftliche Erkenntnisse über deren Wirksamkeit zu gewinnen.

Das heißt, dieses Buch beschäftigt sich mit der so genannten Phytotherapie – der Anwendung von Heilpflanzen bzw. Heilmitteln, die ausschließlich aus Heilpflanzen gewonnen werden und für die es naturwissenschaftliche Untersuchungen hinsichtlich ihrer Wirksamkeit gibt. Eingeführt wurde der Begriff „Phytotherapie" von dem französischen Arzt Henri Leclerc (1870 bis 1955).

Seit der zweiten Hälfte des 19. Jahrhunderts haben chemische Arzneimittel das Wissen um heilwirksame Pflanzen immer mehr in den Hintergrund gedrängt und schließlich verschwanden diese Heilmittel größtenteils aus der ärztlichen Verordnung. In manchen Regionen Europas haben sich jedoch in der Volksmedizin eine Vielzahl von Erfahrungen und Kenntnisse über den Einsatz von Pflanzen bei Erkrankungen und Störungen erhalten. Erst in den letzten Jahrzehnten beschäftigt sich die Wissenschaft auch wieder mit diesen Erfahrungsschätzen und man beginnt dieses Wissen zu dokumentieren bzw. mit einer naturwissenschaftlichen Erforschung von pflanzlichen Heilmitteln. In vielen Fällen gelang es bisher noch nicht, volksmedizinische Verwendungen von Pflanzen auch wissenschaftlich zu belegen. Dies mag an der komplexen Zusammensetzung von Inhaltsstoffen, an der Vielzahl von überlieferten Rezepten und Verwendungen und – in Zeiten der Geldknappheit – an mangelnden Forschungsmöglichkeiten liegen. Das Fehlen wissenschaftlicher Erkenntnisse über die Wirksamkeit einzelner Pflanzen darf jedoch nicht mit der Unwirksamkeit dieser Pflanzen gleichgesetzt werden.

War bis vor 25 Jahren das Interesse an Wirkung und Einsatz von Heilpflanzen auf wenige Interessierte beschränkt, so haben sich in den letzten Jahren wieder mehr Menschen für diese Form des Heilens interessiert. Für diesen Trend sind mehrere Faktoren verantwortlich. Einerseits wünschen immer mehr Patienten eine gewisse Selbstbestimmtheit in der Behandlung von Erkrankungen und andererseits hat die Idee der Ökologie auch auf diesen Lebensbereich übergegriffen. Der Wunsch, sich „natürlich, schadstofffrei" zu heilen, hat auch wieder mehr Menschen dazu gebracht, sich mit Heilpflanzen zu beschäftigen.

Mit diesem Wunsch wurde aber oft die Vorstellung verknüpft, dass pflanzliche Heilmittel „sanft", „unschädlich" und „frei von Nebenwirkungen" seien. Dies trifft aber nur teilweise zu, denn es gibt sehr wohl Pflanzen und pflanzliche Heilmittel, die bei unsachgemäßem Gebrauch zu schweren Nebenwirkungen führen und auch giftig sein können.

In der Tagespresse und anderen Medien lassen sich oft Artikel finden, die den Heilpflanzen universelle Wirksamkeit zuschreiben („Für jede Krankheit ist ein Kraut gewachsen!") und vorgaukeln, dass durch die Verwendung von pflanzlichen Heilmitteln der Einsatz von „schädlicher Chemie" zur Heilung von Krankheiten unnötig sei. Nun gibt es für viele Befindlichkeitsstörungen, Erkrankungen und gesundheitlichen Probleme tatsächlich Pflanzen, deren Wirkung gut wissenschaftlich belegt ist, aber es ist nicht gegen alle Störungen und für alle Krankheiten eine sinnvolle pflanzliche Alternative verfügbar.

Dieses Buch möchte auch nicht der Idee der Alternativmedizin das Wort reden, nach der die wissenschaftlichen Erkenntnisse und Methoden moderner Schulmedizin abgelehnt werden, sondern es soll als Beitrag zur Komplementär- und Ganzheitsmedizin gesehen werden.

Die Verwendung von Heilpflanzen und pflanzlichen Heilmitteln soll ergänzend zu anderen Methoden der modernen Schulmedizin eingesetzt werden, soll mithelfen, Krankheiten zu heilen, vorzubeugen und Beschwerden zu lindern. Es gibt aber Grenzen dieser Methoden, wo andere therapeutische Verfahren im Sinne der ganzheitlichen Behandlung von Patienten vorzuziehen sind.

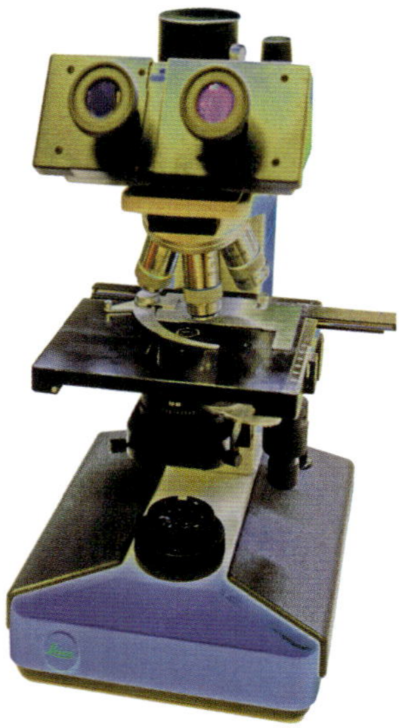

In der Ärzteschaft ist das Wissen über die Phytotherapie europaweit sehr unterschiedlich – je nach den Studienplänen, nach denen die Medizinstudenten unterrichtet wurden und werden. Aus diesem Grund verfügen beispielsweise die Ärzte in Deutschland in der Regel über ein größeres Wissen zu pflanzlichen Wirkstoffen als Ärzte in Österreich, wo diese Lehrinhalte in den letzten 20 Jahren kaum in der ärztlichen Ausbildung vermittelt wurden.

Die Phytotherapie hat dennoch auch in Österreich eine universitäre Heimstatt – die Institute für Pharmakognosie. Jeder Pharmaziestudent muss sich im Rahmen seiner Ausbildung mit Heilpflanzen und deren Wirkung beschäftigen. Diese Institute erforschen mit naturwissenschaftlichen Methoden die Inhaltsstoffe von Pflanzen und deren Wirkungen. Ein Wissen, dass in der Ärzteschaft nur langsam wieder wahrgenommen wird – aber in den letzen Jahren von den Patienten verstärkt nachgefragt wird.

In allen deutschsprachigen Ländern finden sich aber immer mehr Ärzte, die sich mit der Wirkung von Pflanzen beschäftigen, die sich in Kursen und über Medien dieses Wissen aneignen und im Sinne der Ganzheitsmedizin ihre Patienten auch mit Phytopharmaka behandeln. Vor allem bei leichten, chronischen oder psychosomatischen Erkrankungen und bei funktionellen Störungen ist die Phytotherapie eine hilfreiche therapeutische Methode. Aber auch bei schwereren Erkrankungen können Phytopharmaka in Kombination mit anderen Arzneimitteln die Behandlung unterstützen.

Pflanzliche Präparate werden heute unter anderem auch in verschiedenen Bereichen der Komplementärmedizin verwendet:

- *Volksmedizin,*
- *traditionelle medizinische Methoden*
(Traditionelle Chinesische Medizin, traditionelle indische Medizin = Ayurveda, traditionelle tibetische Medizin),

- *mittelalterliche Medizin, Hildegard-Medizin,*
- *Homöopathie,*
- *anthroposophisch erweiterte Medizin,*
- *Aromatherapie.*

Die Verwendung von Pflanzen in diesem Sinne stellt aber keine phytotherapeutische Anwendung dar, da über die Wirksamkeit solcher Verwendungen derzeit noch zu wenig gesicherte naturwissenschaftliche Erkenntnisse vorliegen, was aber nicht unbedingt deren Unwirksamkeit bedeuten muss. Denn aus der Erfahrungsheilkunde liegen für viele Anwendungen jahrzehntelange positive Berichte vor. Die Verwendung von Pflanzen und deren Inhaltsstoffe nach den oben genannten komplementärmedizinischen Traditionen ist aber nicht Gegenstand dieses Buches. Die Therapie mit chemischen Reinsubstanzen, die ursprünglich aus der Pflanzenwelt stammen und heute meist chemisch hergestellt werden, wie z.B. Digitalis, Atropin, wird auch nicht zur Phytotherapie gezählt.

Wirkweise und Wirksamkeit von Heilpflanzen

In Heilpflanzen lässt sich ein vielfältiges Gemisch von Wirkstoffen darstellen – es finden sich Stoffe wie ätherische Öle, Bitterstoffe, Gerbstoffe, Mineralstoffe, Spurenelemente, Vitamine usw.

Dank intensiver Forschungsaktivitäten gelang es, eine Reihe von Heilpflanzen wissenschaftlich zu untersuchen und ihre Hauptinhaltsstoffe zu bestimmen. Für manche Pflanzen konnten chemische Stoffe isoliert werden und deren spezifische Wirksamkeit ist ähnlich chemischen Arzneimitteln untersucht und beschrieben worden. Für diese Stoffe gelang es, ihre Wirksamkeit in biochemischen Prozessen des Organismus nachzuweisen und somit einen Teil ihrer Wirkung genau zu analysieren. Doch nicht alle Komponenten können heute bestimmt werden und eine Besonderheit der Phytotherapie scheint das Zusammenwirken dieser Komponenten zu sein.

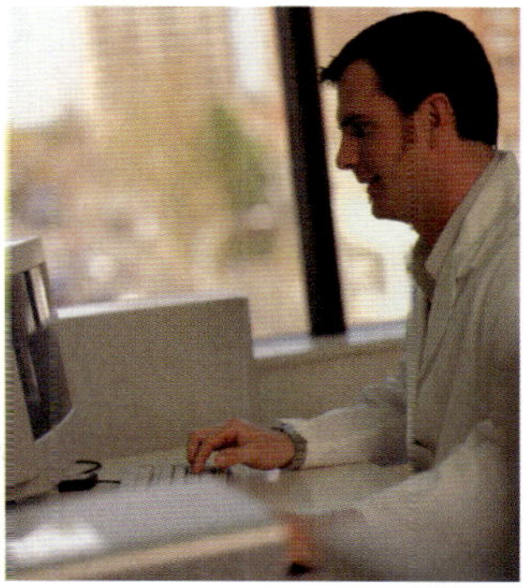

Untersuchungen zeigen immer wieder, dass die Zusammensetzung der Inhaltsstoffe nach Standort und Jahreszeit deutlich schwankt und dass ähnliche Verwandte mancher Pflanzen deren nutzbare Wirk- und Inhaltsstoffe kaum oder gar nicht aufweisen.

Ähnlich synthetischen Arzneimitteln müssen die Wirkstoffe der Pflanzen auch in ausreichender Menge eingenommen werden, um eine Wirkung zu erzielen und bei Überdosierungen können Nebenwirkungen und bei manchen Pflanzen auch Vergiftungen auftreten – es sind daher die maximalen Tagesdosen zu beachten!

Droge

Mit einem Begriff muss man sich im Zusammenhang mit der Phytotherapie besonders auseinander setzen – nämlich mit der „Droge". Dieser Begriff leitet sich von dem mittelhochdeutschen Wort „drög" = „trocken" ab und bezeichnet die getrockneten und damit haltbar gemachten Arzneipflanzen. Heute wird dieser Begriff meist im Zusammenhang mit der Verwendung von (illegalen) Stoffen zur Berauschung verwendet – aber auch hier haben die Pflanzen Pate gestanden, denn die ersten Stoffe dieser Art stammen auch aus Pflanzen, nämlich den Rauschdrogen.

Teezubereitungen

Traditionell werden Pflanzen als Tee verwendet. Doch Tee ist nicht gleich Tee – je nach den Inhaltsstoffen müssen die Pflanzen unterschiedlich behandelt werden.

- *Die am häufigsten verwendete Methode ist der Aufguss, der vor allem bei jenen Pflanzenteilen verwendet wird, die ätherische Öle enthalten. Die Pflanzen werden am besten mit kochendem Wasser übergossen, müssen fünf bis zehn Minuten ziehen und werden dann abgeseiht. Damit ätherische Öle nicht verdampfen, empfiehlt es sich, den Tee zuzudecken.*
- *Bei manchen Kräutern und Wurzeln (z.B. Eibischwurzel) empfiehlt sich das Übergießen mit kaltem Wasser und das anschließende Aufkochen (Aufkochung).*

- *Da aus harten Pflanzenteilen die Wirkstoffe schwerer herauszulösen sind, müssen manche Kräuter und die meisten Wurzeln, Rinden und Hölzer – vor allem mit Gerbstoffen und Kieselsäure – etwa 10 bis 15 Minuten lang gekocht und danach abgeseiht werden (Abkochung).*
- *Im Gegensatz dazu dürfen hitzeempfindliche, gut wasserlösliche Wirkstoffe nicht gekocht werden, da diese Stoffe durch die Hitze zerstört würden. Daher wird für diese Stoffe ein Kaltauszug durchgeführt. Dafür werden die Kräuter einige Minuten mit kaltem Wasser bedeckt und dann je nach Pflanze für mehrere Stunden eingeweicht und dann abgeseiht.*

Die durch die verschiedenen Zubereitungsarten entstandenen Tees können nun entweder getrunken oder aber wie folgt verwendet werden:

- *Gurgellösungen*
  Bei Entzündungen im Mund-Rachen-Raum werden Tees gerne zum Gurgeln und Mundspülen – zum Beispiel Salbeitee – verwendet.
- *Inhalationen*
  Bei Entzündungen im Nasen-Rachen-Bereich sowie bei Bronchitis können Inhalationen sehr wohltuend sein. Der Tee wird in eine Schüssel gegeben und die aufsteigenden Dämpfe werden eingeatmet, während man den Kopf mit einem Handtuch bedeckt.
- *Bäder*
  Kräutertees können aber auch für Voll- oder Teilbäder dem Badewasser zugefügt werden. Menschen mit Herz-Kreislauf-Problemen wie zum Beispiel Bluthochdruck oder Venenleiden sollen Bäder erst nach Rücksprache mit dem Arzt nehmen.
- *Waschungen, Umschläge*
  Die Tees können auch für feuchte Verbände und Umschläge verwendet werden.

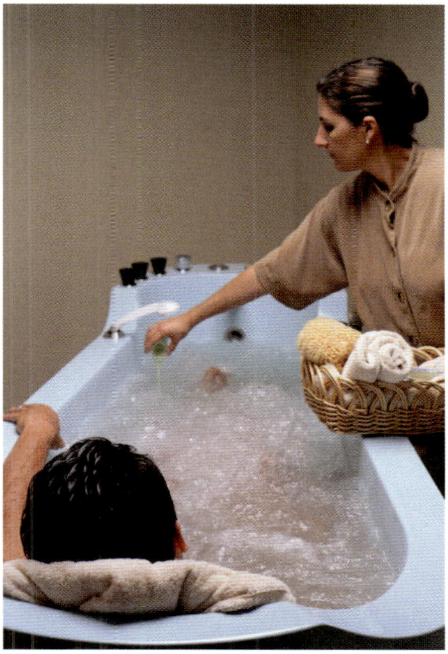

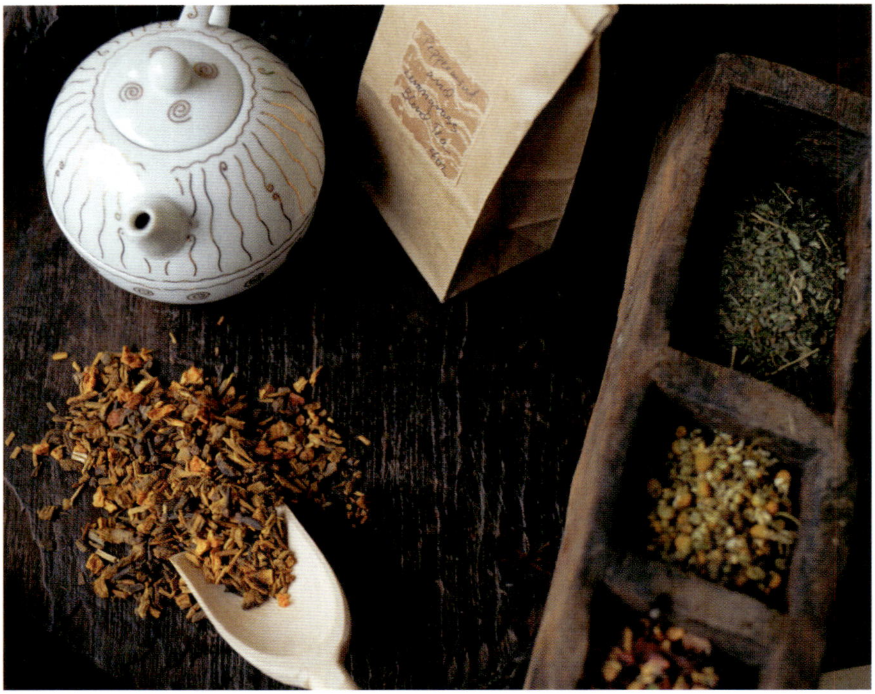

Teemischungen

Schon in der Literatur der Antike gibt es Anwendungsbeschreibungen einzelner Drogen oder Teemischungen. Die Mischungen stellen eine – in der Regel schon lange bewährte – Kombination von Pflanzen dar. Im österreichischen Arzneimittelbuch gibt es eine Vielzahl von solchen Mischungen, wie z.B. Brusttee, Nerventee usw. Diese Mischungen sind fix vorgegeben und können bereits fertig gemischt in der Apotheke erworben werden.

In den letzen Jahren bieten einige Hersteller auch ähnliche fertige Mischungen an – z.B. von Mag. Kottas Tee, Neuners Kräutertee, Sidroga Tee usw. Diese Mischungen sind entweder lose oder in praktischen Aufguss-Beuteln verpackt, zum Teil auch einzeln und aromageschützt, was vor allem für unterwegs eine praktische Lösung darstellt.

Nur Tees?

Obwohl die Zubereitung von Tees die häufigste Methode ist, werden die Wirkstoffe von Heilkräutern auch in anderer Form angewendet.

- *Destillationen*

Die Destillation mit Wasserdampf stellt eines der ältesten Extraktionsverfahren dar – die Pflanzen werden erhitzt und der Dampf wird dann aufgefangen und abgekühlt. Mit dieser Methode werden vor allem die ätherischen Öle aus den Pflanzen gewonnen.

- *Alkoholische Auszüge*

Manche Inhaltsstoffe können durch alkoholische Extraktion gewonnen werden, die gewonnenen Lösungen werden Tinkturen genannt und können so in den Handel gelangen.

- *Fettige Auszüge*

Schon seit dem Altertum werden fettlösliche Anteile der Wirkstoffe aus den Pflanzen durch Einlegen der Pflanzen in Öle gewonnen. Diese Ölauszüge werden gerne als Grundlage für Salben und Kosmetika usw. verwendet.

- *Presssäfte*

Dabei werden die frisch geernteten Kräuter sofort schonend gepresst und der Saft wird in der Regel durch Pasteurisieren haltbar gemacht.

- *Andere Arzneimittelformen*

Die mit den unterschiedlichsten Extraktionsmethoden gewonnenen Inhaltsstoffe können auch getrocknet werden, um zu festen und flüssigen Arzneiformen weiterverarbeitet zu werden – wie z.B. Kapseln, Dragees, Tropfen usw.

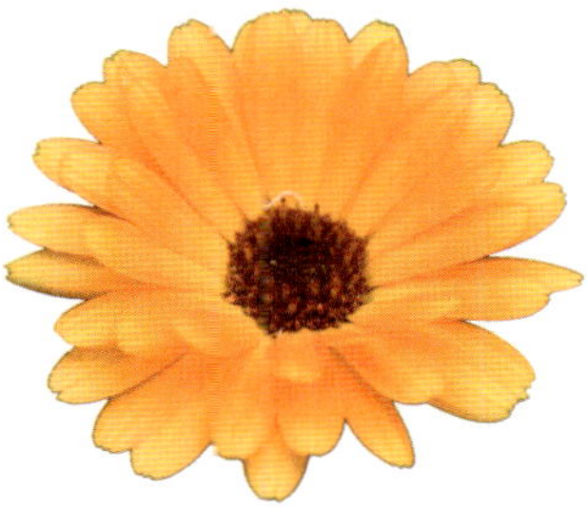

Was sind Phytopharmaka?

Die Österreichische Gesellschaft für Phytotherapie definiert Phytopharmaka als Arzneimittel, die als wirksame Bestandteile ausschließlich Pflanzen bzw. Pflanzenteile oder bestimmte Produkte pflanzlicher Herkunft enthalten.

Ähnlich definiert die WHO: „Phytopharmaka sind Arzneimittel, deren wirksame Bestandteile ausschließlich aus pflanzlichem Material bestehen, wie beispielsweise Pflanzenpulver, Pflanzensekrete, ätherische Öle oder Pflanzenextrakte."

Tee oder Phytopharmakon?

Standen früher Pflanzenwirkstoffe ausschließlich als Tee zur Verfügung, so bietet die pharmazeutische Industrie heute eine Vielzahl von Präparaten an, die aus Pflanzen hergestellt wurden. Selbstverständlich unterliegen all diese Präparate den Qualitätsstandards für Medikamente und haben strenge Zulassungsprüfungen hinter sich, bevor sie auf den Markt gebracht werden dürfen.

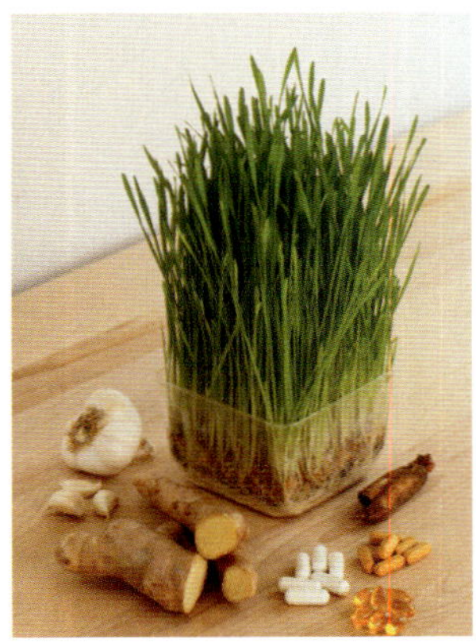

Bei manchen Pflanzen ist es heute sinnvoller, standardisierte Phytopräparate zu verwenden, da bei diesen Präparaten eine gleichbleibende Menge an Inhaltsstoffen garantiert ist.

Risiken und Gefahren

Häufig wird die Meinung geäußert, dass pflanzliche Präparate gänzlich ungefährlich und daher frei von Nebenwirkungen seien. Dies ist leider nicht der Fall, denn auch Phytotherapeutika können unerwünschte Nebenwirkungen aufweisen oder mit anderen Arzneimitteln gefährliche Wechselwirkungen auslösen.

Schwangere

Aus diesem Grund sollten schwangere und stillende Frauen auf keinen Fall eine Phytotherapie ohne Rücksprache mit dem betreuenden Gynäkologen beginnen.

Kinder

Es gibt nur wenige Arbeiten, die sich mit Dosis-Wirkungs-Beziehungen von pflanzlichen Arzneimitteln bei Kindern beschäftigen, aber es gibt oft eine jahrzehnte-, ja in manchen Bereichen eine jahrhundertelange Erfahrung in der Anwendung von pflanzlichen Heilmitteln bei Kindern.

Als Faustregel gilt bei Kindern:

- *von 0 bis 5 Jahre etwa 1/3,*
- *von 6 bis 9 Jahre die Hälfte und*
- *ab 10 Jahren die Gabe von Erwachsenendosen.*

Auf keinen Fall sollen pflanzliche Präparate bei Säuglingen und Kleinkindern angewendet werden, die Alkohol enthalten.

Ätherische Öle dürfen bei Säuglingen und Kleinkindern niemals im Gesichtsbereich und niemals direkt auf die Haut aufgetragen werden.

Bei Säuglingen und Kleinkindern sollten nur bewährte Teemischungen und Präparate angewendet werden – auch hier empfiehlt sich die Rücksprache mit dem behandelnden Kinderarzt.

Langzeitanwendung

Pflanzliche Arzneimittel sollten auch nicht über viele Wochen und in großen Mengen eingenommen werden.

Allergische Reaktionen

So wie es auf alle Stoffe allergische Reaktionen geben kann, können diese auch nach Einnahme oder Kontakt mit pflanzlichen Arzneimitteln auftreten. Bei Entstehung von Hautveränderung, Schwellungen oder Atemnot ist die Einnahme sofort zu beenden und es ist eine sofortige ärztliche Behandlung nötig.

Auch bei Magenschmerzen, Übelkeit, Erbrechen, Durchfall usw. ist die Behandlung sofort abzubrechen.

Über die Qualität der Heilkräuter

Heilkräuter aus der Apotheke müssen den Mindestanforderungen laut Arzneimittelbuch entsprechen und werden streng überprüft – d.h., es wird untersucht, ob es Beimengungen zu den Heilpflanzen gibt, ob die Pflanzen durch schädliche Chemikalien belastet sind oder ob sich Schimmelpilze an den Pflanzen festgesetzt haben. Alle in den Apotheken verkauften Tees und Teemischungen entsprechen den Qualitätsstandards des Arzneimittelbuches.

Phytopharmaka, die in den Apotheken verkauft werden, unterliegen den gleichen Anforderungen wie andere chemische Arzneimittel und müssen zugelassen werden. Auf den Arzneimittelschachteln kann leicht erkannt werden, ob es sich um ein zugelassenes Medikament handelt oder nicht, denn ausschließlich zugelassene Medikamente verfügen über die „Z"-Nummer, die so genannte Zulassungsnummer.

Tees, Teemischungen und Phytopharmaka aus dem Drogeriemarkt müssen diesen strengen Auflagen nicht entsprechen. Diese Produkte werden nach dem Lebensmittelrecht als „Verzehrprodukte" und nicht als Arzneimittel verkauft.

Zusammenfassend kann man sagen, dass in der Phytotherapie ausschließlich Pflanzen oder deren Teile verwendet werden und dass es über die Wirksamkeit mancher Pflanzen gut abgesicherte wissenschaftliche Untersuchungen gibt.

Die Heilpflanzen

Die Heilpflanzen

In diesem Kapitel werden 60 wichtige Heilpflanzen beschrieben und in ihrer Wirkweise und Verwendung dargestellt. Die Pflanzenbeschreibungen sind bewusst knapp gehalten – sie sollen einen Eindruck über die Art der Pflanze und der verwendeten Pflanzenteile sowie über deren Herkunft vermitteln. In der Regel eignen sich diese Beschreibungen nicht, um danach die Pflanzen in der Natur selbst zu sammeln und zu bestimmen.

Die Dosisangaben beziehen sich in der Regel auf die Droge selbst oder, wenn extra angegeben, auch auf Extrakte. Die empfohlenen maximalen Tagesdosen sollten unbedingt eingehalten werden.

Die angeführten Phytopräparate stellen nur einen kleinen Auszug von Präparaten dar, die auf dem österreichischen und deutschen Markt erhältlich sind, und erheben keinen Anspruch auf Vollständigkeit. So wie bei anderen Produkten ist auch der Arzneimittelmarkt ständigen Veränderungen unterworfen und so können manche Produkte plötzlich nicht mehr erhältlich sein – die Apotheken helfen gerne weiter, um dann ähnliche Produkte zu empfehlen.

***Deutscher Name:** Aloe*

***Lateinischer Name:** Aloe capensis oder Aloe barbadensis*

***Herkunft:** Ursprünglich stammt die Pflanze aus Afrika und sie wird in Westindien und in den subtropischen Regionen der USA kultiviert.*

***Pflanzenbeschreibung:** Stammlose Rosettenpflanze mit fleischigen, dicken bis zu 50 cm langen Blättern. Gelbe bis orangegelbe Blüten, die auf einem bis zu einem Meter hohen Blütenstand wachsen.*

***Verwendete Pflanzenteile:** Die Droge besteht aus dem eingedickten Saft der Aloe-Blätter. Je nach Art stellt sie eine tiefbraune Masse mit grünlichem oder schwach glänzendem Schimmer und glänzenden muschelförmigen Bruchflächen dar. Das Pulver ist braun bzw. grünlich braun.*

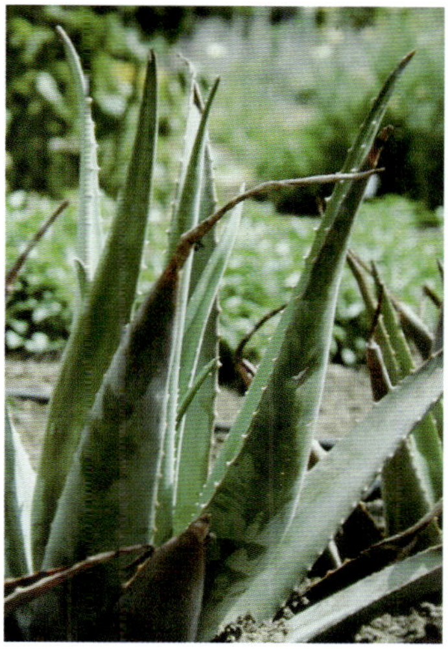

Anwendungsgebiet: Verstopfung.

Inhaltsstoffe: Anthrachinonderivate.

Therapeutische Wirkung:

- Reizen der Darmschleimhaut,
- Anregen der Peristaltik,
- Hemmung der Rückresorption von Wasser und Salzen.

Durch diese Effekte kommt es zu einer beschleunigten Darmpassage. Die Wirkung setzt 6 bis 8 Stunden nach Einnahme ein.

Nebenwirkungen: Krampfartige Magen-Darm-Beschwerden. Bei chronischer Anwendung kommt es zu Störungen des Salzhaushaltes, vor allem von Kalium und Natrium. Die Kaliumverarmung führt zu einer Minderung der Aktivität der Darmmuskulatur. Um deren Leistungsvermögen aufrecht zu erhalten, muss dann eine immer größere Menge des Wirkstoffes eingenommen werden. Bei Patienten mit Herzerkrankungen kann der Kaliummangel auch Herzrhythmusstörungen verursachen. Bei langfristiger Einnahme können die Schleimhäute im Darm geschädigt werden. Bei Überdosierung kann es zu blutigen Durchfällen, Nierenproblemen, Blutungen aus der Gebärmutter und Fehlgeburten kommen.

Gegenanzeigen: Darmverschluss, akute und chronische Entzündungen des Darmes, unklare Bauchschmerzen, Schwangerschaft und Stillzeit, Kinder unter 12 Jahren.

Wechselwirkungen: Bei chronischem Gebrauch/Missbrauch kann durch Kaliummangel eine Verstärkung von herzkraftsteigernden Medikamenten auftreten. Weiters ist eine Beeinflussung von Medikamenten gegen Herzrhythmusstörungen möglich. Diese Effekte können zusätzlich durch Entwässerungsmedikamente, Cortisonpräparte und Süßholzwurzelextrakte verstärkt werden.

Art der Anwendung: Aloepulver, wässrige und alkoholische Lösungen.

Dosieranleitung: 20 bis 30 mg Hydroxyanthracenderivate/Tag – es braucht oft eine individuelle Einstellung. Nur nach ärztlicher Verordnung.

Dauer der Anwendung: *max. 1 bis 2 Wochen.*

Beispiele für lieferbare Präparate:

A: Abführdragees Waldheim (rezeptpflichtig), Artin Dragees (rezeptpflichtig).
D: Kräuterlax, Aristo L Kapseln.

Anmerkung: *In den letzten Jahren sind unter der Bezeichnung „Aloe-vera-Gel" Wellnesspräparate und Kosmetika auf den Markt gekommen, die aus dem Saft des Schleimparenchyms im Inneren der Blätter gewonnen werden. Das Aloe-vera-Gel ist transparent und etwas schleimig. Zu dessen Gewinnung müssen Blattrinde und Blattgrün sorgfältig entfernt werden, damit keine Harzanteile mehr enthalten sind. Dem Gel wird eine feuchtigkeitsspendende, entzündungshemmende und antibakterielle Wirkung zugeschrieben. Erste Studien scheinen einige dieser Wirkungen auch zu bestätigen, aber es fehlen noch weiterführende Untersuchungen. Die von der Werbung versprochenen Wirkungen hinsichtlich Leistungssteigerung und Schönheit sind aber mit Vorsicht zu betrachten.*

Deutscher Name: *Arnikablüten*

Lateinischer Name: *Arnicae flos*

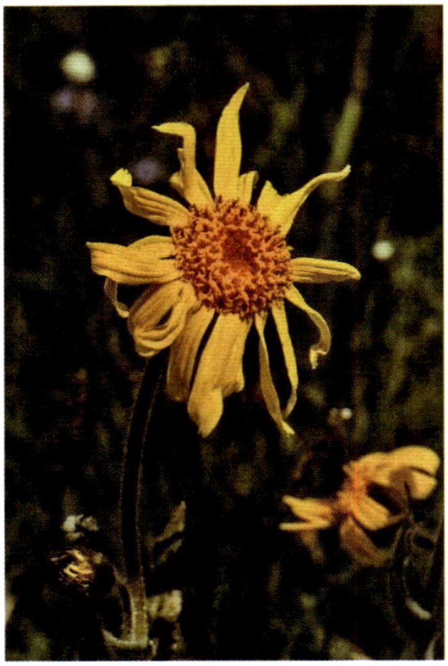

Herkunft: *Die Pflanze (Arnica montana) ist in Europa und Russland verbreitet und sie wird in Osteuropa, Italien und in der Schweiz kultiviert.*

Pflanzenbeschreibung: *Korbblütler mit strahlendem, unregelmäßigem, gelbem Blütenkranz. Der derbe Stängel kann bis zu 50 cm hoch werden und entspringt einer Blattrosette, die dicht am Boden anliegt. Die Pflanze steht unter Naturschutz!*

Verwendete Pflanzenteile: *Es werden vor allem die Blüten verwendet.*

Ernte und Aufbereitung: *Zur Blütezeit (Mai bis Juni) werden die Blüten gesammelt und sollten rasch und schonend getrocknet werden.*

Anwendungsgebiete:

- *Zur äußerlichen Anwendung bei Verletzungs- und Unfallfolgen (z.B. bei Prellungen, Quetschungen),*
- *bei rheumatischen Muskel- und Gelenkschmerzen,*
- *bei Entzündungen der Schleimhäute im Mund-Rachen-Raum,*
- *bei Entzündungen in Folge von Insektenstichen.*

Inhaltsstoffe: *Ätherische Öle, Flavonoide.*

Therapeutische Wirkung: *Die in der Droge enthaltenen ätherischen Öle können in Stoffwechselprozesse eingreifen, die bei Entzündungsprozessen eine wichtige Rolle spielen.*

Gegenanzeigen: *Allergie.*

Nebenwirkungen: *Bei längerer Anwendung und Verwendung von höherer Konzentration kann es zu Hautschäden kommen*

Wechselwirkungen: *keine bekannt.*

Art der Anwendung: *Teedroge zur äußeren Anwendung, Tinkturen, in Salben und Spüllösungen.*

Dosieranleitung: *ca. 2 g Blüten werden mit rund 100 ml kochendem Wasser überbrüht. Der Tee wird für Umschläge verwendet.*

Beispiele für lieferbare Präparate: *Es stehen Arnikatinkturen im Handel zur Verfügung, die für Umschläge ca. 3- bis 10fach und für Mundspülungen 10fach verdünnt werden sollen.*

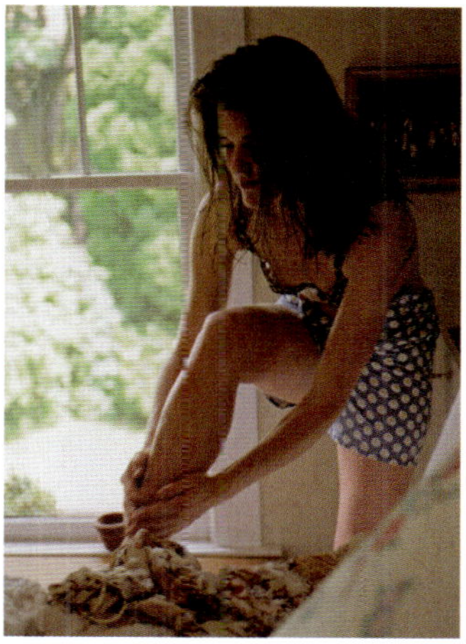

A: Als Bestandteil von Salben/Cremen für Gelenkprobleme, z.B. „Biokosma“ Red Point Massagesalbe, Arlberger Arnikagelee sowie Gurgelmittel wie z.B. Cional Kreussler Tropfen.

D: Vasotin Gel, Arnika N Salbe.

Anmerkung: *nicht trinken!*

Deutscher Name: *Artischockenblatt*

Lateinischer Name: *Cynarae folium*

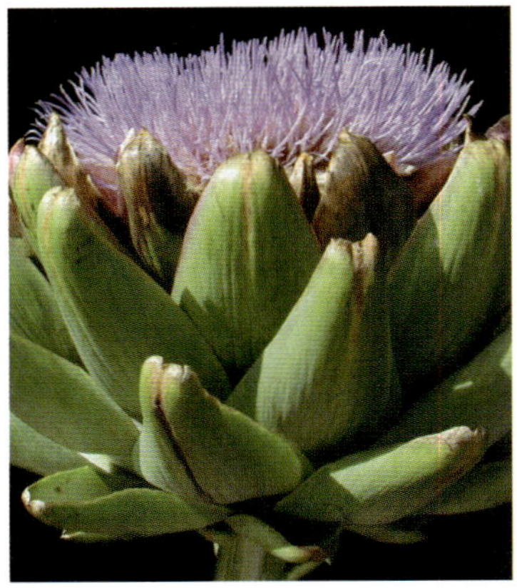

Herkunft: *Die Pflanze kommt im gesamten Mittelmeerraum und in Südamerika vor, wo sie auch kultiviert wird.*

Pflanzenbeschreibung: *Die Artischocke ist eine ausdauernde krautige Pflanze mit kurzem Wurzelstock und einem mächtigen, bis 2 m hohen aufrechtem Stängel, der dicht mit stacheligen Blättern bewachsen ist. An der Spitze der Stängel wachsen kugelige, stachelige Körbe von blauen, lila, weißen Kronblättern.*

Verwendete Pflanzenteile: *Als Drogen werden die Grundblätter und das Kraut der Artischocke verwendet.*

Ernte und Aufbereitung: *Die Ernte erfolgt zur Blütezeit der Pflanze im August und es werden die frischen oder getrockneten Grundblätter verwendet.*

Anwendungsgebiete:

- *Verdauungsbeschwerden – vor allem bei vermindertem Gallenfluss,*
- *vorbeugend gegen ein Wiederauftreten bei Gallensteinleiden,*
- *zur Senkung des Blutfettwertes.*

Inhaltsstoffe: *Kaffeesäurederivate, Flavonoide, Bitterstoffe.*

Therapeutische Wirkung: *Die Droge enthält Stoffe, die zu einer Senkung des Blutfettwertes – sowohl der Triglyzeride als auch des Gesamtcholesterins – führen können, da die Cholesterinbiosynthese gehemmt und die Ausscheidung über die Galle gefördert wird. In einigen Studien konnte auch eine gewisse Schutzwirkung der Leber nachgewiesen werden.*

Gegenanzeigen: *Verschluss der Gallenwege.*

Nebenwirkungen: *nicht bekannt.*

Wechselwirkungen: *nicht bekannt.*

Art der Anwendung: *Es werden heute in der Regel Fertigpräparate verwendet.*

Dosieranleitung:

Tagesdosis: 6 g Droge, Einzeldosis: Trockenextrakt: 500 mg.

Beispiele für lieferbare Präparate:

A: Aponatura Leberkapseln, Zirkulin Artischockendragees, Mag. Doskars Leber Galle Tonikum.

D: Cynacur Dragees, Cynafol Dragees, Hewechol.

Anmerkung: *Es werden immer wieder auch Kreuzallergien mit anderen Korbblütlern beschrieben.*

Deutscher Name: *Baldrianwurzel*

Lateinischer Name: *Valerinae radix*

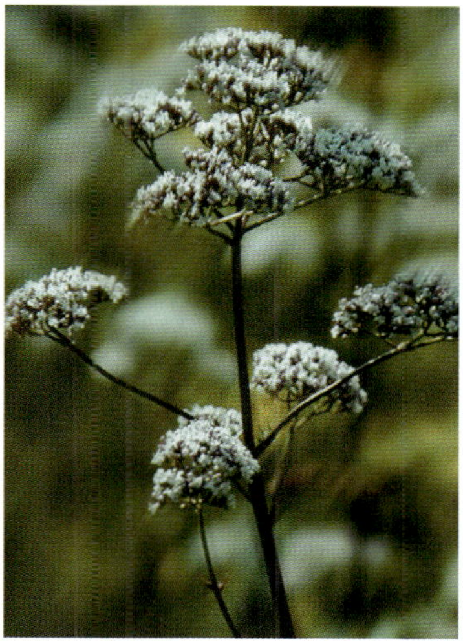

Herkunft: *Die Pflanze wächst in ganz Europa und wird hauptsächlich in Ost- und Mitteleuropa angebaut.*

Pflanzenbeschreibung: *Der Baldrian wächst bei uns in Wäldern, an Flussufern und auf feuchten Wiesen. Die Pflanze wird bis zu 1 m hoch, besitzt einen kantigen, hohlen Stängel, an dem große Fiederblätter gegenständig sitzen. Die Blüten sind doldenartig und blühen im Juni bis August.*

Verwendete Pflanzenteile: *In der Regel werden die getrockneten Wurzeln verwendet.*

Ernte und Aufbereitung: *Die Wurzeln werden im September geerntet, gewaschen und getrocknet.*

Anwendungsgebiete:

- *Nervös bedingte Einschlafstörungen,*
- *Unruhe und Angstzustände,*
- *Konzentrationsschwäche,*
- *krampflösend.*

Inhaltsstoffe: *Ätherische Öle (ca. 1 % Valerensäure), Spuren von Alkaloiden.*

Therapeutische Wirkung: *Die Inhaltsstoffe wirken dämpfend, sie haben eine beruhigende, angstlösende und krampflösende Wirkungen. Bei Menschen verkürzen sie die Einschlafzeit.*

Gegenanzeigen: *nicht bekannt.*

Nebenwirkungen: *Es kann zu Beschwerden im Magen-Darm-Bereich und bei längerer Anwendung auch zu Kopfschmerzen und Schlafstörungen kommen.*

Wechselwirkungen: *nicht bekannt.*

Art der Anwendung: *Teedroge, Teemischungen, Tinkturen, Präparate.*

Dosieranleitung: *1 TL (3 bis 5 g) mit ca. 150 ml heißem Wasser übergießen und 10 bis 15 Minuten ziehen lassen. 2- bis 3-mal täglich und vor dem Schlafengehen trinken.*

10 bis 15 Tropfen der Tinktur einnehmen.

Tagesdosis: *15 g Droge.*

Beispiele für lieferbare Präparate:

A: Die Droge wird in Reinform, aber auch in Form von Mischpräparaten in den Handel gebracht: Baldrian „Hexal forte" Dragees, Hovasin Saft, Aponatura Einschlafkapseln, Baldrian „3 Herzblätter-Dragees" usw.

D: Baldrian Phyto Dragees, Sedonium Dragees.

Anmerkung: *Nicht bei Kindern anwenden. Die Droge wird mit gutem Erfolg in der Geriatrie angewendet.*

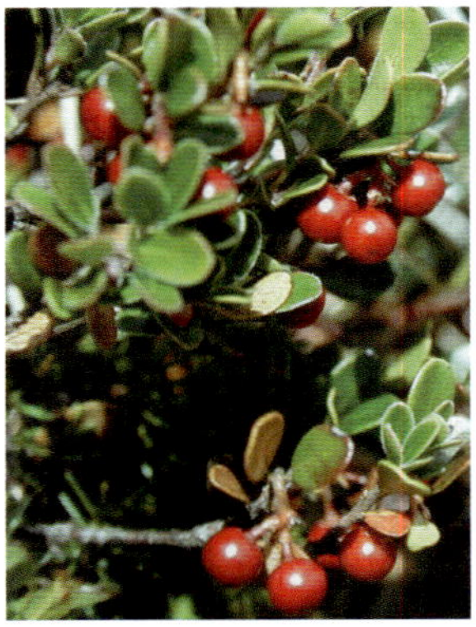

Deutscher Name: *Bärentraubenblätter*

Lateinischer Name: *Urvae ursi folium*

Herkunft: *Die Bärentraube ist eine Pflanze, die der Preiselbeere sehr ähnlich und vorwiegend in den kühl-gemäßigten Zonen in der nördlichen Halbkugel der Erde beheimatet ist. Die Droge stammt ausschließlich aus wild wachsenden Pflanzen aus Spanien oder Italien.*

Pflanzenbeschreibung: *Die Pflanze ist ein immergrüner Strauch, der niederliegend oft einen großen Rasen bildet. Die Blätter sind dick, eiförmig und von ledriger Beschaffenheit. Aus kleinen weißlich-rosa Blüten (April bis Juni) entwickeln sich rote Beeren.*

Verwendete Pflanzenteile: *Laubblätter*

Ernte und Aufbereitung: *Die Blätter werden im Spätsommer und Herbst gesammelt und getrocknet.*

Anwendungsgebiete: *Entzündliche Erkrankungen der ableitenden Harnwege.*

Inhaltsstoffe: *Hydrochinon-Arten, Flavonoide, Gerbstoffe*

Therapeutische Wirkung: *Hydrochinon und seine Abbauprodukte haben die Eigenschaft, sich an Bakterien anzuhaften, wodurch die Droge einen harndesinfizierenden Charakter hat.*

Gegenanzeigen: *Schwangerschaft, Stillzeit, Kinder unter 12 Jahren.*

Nebenwirkungen: *Übelkeit und Erbrechen.*

Wechselwirkungen: *Medikamente, die zu einer Ansäuerung des Harns führen, reduzieren die Wirksamkeit. Bei gemeinsamer Einnahme von synthetischen, die Harnproduktion fördernden Medikamenten kann es zu deren Wirkungsabschwächung kommen.*

Art der Anwendung: *Tee, Teeaufgusspräparate, Präparate.*

Dosieranleitung: *2 Teelöffel der geschnittenen Droge in einer Tasse mit kaltem Wasser ansetzen und mehrere Stunden stehen lassen, dann kurz erhitzen und abseihen, mehrmals täglich eine Tasse trinken (10 g Tagesdosis).*

Beispiele für lieferbare Präparate:

A: Meist in so genannten Blasentees wie Mag. Kottas Nieren- und Blasentee und in wässrigen Darreichungen wie z.B. Bio-Strath Nieren-Blasen-Tropfen.

D: Actuvan N Dragees, Cystinol akut Dragees.

Anmerkung:

- *Zur vollen Entfaltung der Wirkung braucht es einen leicht basischen Harn, was sich am einfachsten durch eine pflanzenreiche Ernährung erreichen lässt.*

- *Nicht über längere Zeit einnehmen und bei Verschlechterung der Beschwerden braucht es oft eine antibiotische Therapieverordnung durch den Arzt.*

Deutscher Name: *Beinwell*

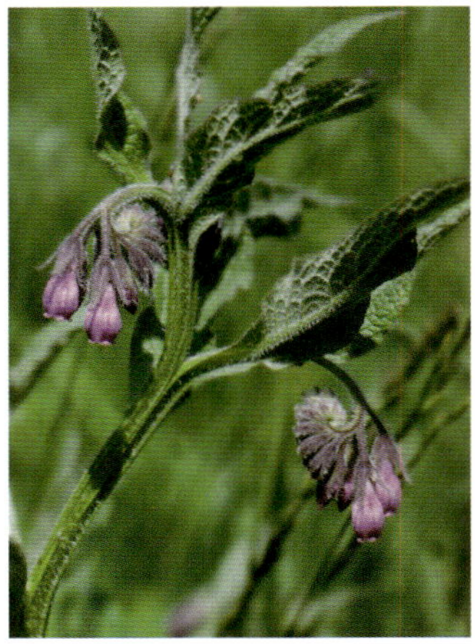

Lateinischer Name: *Symphyti radix*

Herkunft: *Bereits in der asiatischen und indianischen Medizin wurde diese Pflanze bei Gelenkproblemen angewendet.*

Pflanzenbeschreibung: *Bis zu 1 m hohe Pflanze, die einem Wurzelstock entspringt. Die lanzettartigen behaarten Blätter sowie rot-violett glockige Blüten in überhängenden Trauben, die von Mai bis September blühen, kennzeichnen die Pflanze.*

Verwendete Pflanzenteile: *Es werden vor allem Wurzeln und Blätter verwendet.*

Ernte und Aufbereitung: *Im Frühjahr oder späten Herbst werden die Pflanzen samt Wurzeln ausgegraben, von Erde befreit, getrocknet und dann weiterverarbeitet.*

Anwendungsgebiete:

- *Prellungen,*
- *Zerrungen,*
- *Quetschungen,*
- *Verstauchungen.*

Inhaltsstoffe: *Allantoin, Gerbstoffe.*

Therapeutische Wirkung: *Besonders Allantoin hat eine wundheilungsfördernde Wirkung.*

Gegenanzeigen:

- *Schwangerschaft,*
- *Stillzeit,*
- *Kinder.*

Nebenwirkungen: *nicht bekannt.*

Wechselwirkungen: *nicht bekannt.*

Art der Anwendung: *Salben*

Dosieranleitung: *Die Salben dürfen nicht mehr als 20 Prozent getrocknete Droge enthalten.*

Beispiele für lieferbare Präparate:

A: Traumaplant Salbe.

D: Kytta Salbe, Traumaplant Salbe.

Anmerkung:

- *Nicht länger als 4 Wochen anwenden. Die Anwendung darf nur auf unverletzter, unveränderter Haut erfolgen.*
- *Da in der Gesamtdroge Stoffe enthalten sind, die möglicherweise gesundheitsschädigend sind, sollte die Droge nur in Form von lieferbaren Präparaten verwendet werden, bei denen diese Stoffe im Herstellungsprozess entfernt wurden.*
- *Die Droge sollte auch nicht innerlich angewendet werden.*

Deutscher Name: *Birkenblätter*

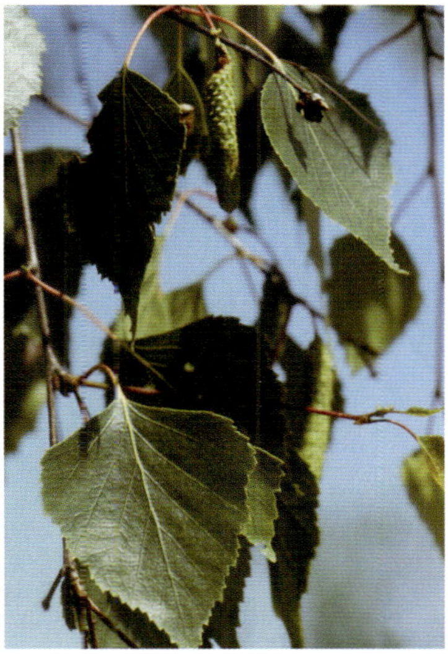

Lateinischer Name: *Betulae folium*

Herkunft: *Die Birke (Betula pendula) wächst im gemäßigtem Klima Eurasiens. Die Droge wird meist aus China und aus osteuropäischen Ländern importiert.*

Pflanzenbeschreibung: *Bis zu 25 m hoher Baum, die jungen Stämme sind weiß, später dunkel, die Zweige hängend. Die Blätter sind 3 bis 7 cm lang und ca. 2 bis 4 cm breit.*

Verwendete Pflanzenteile: *Blätter*

Ernte und Aufbereitung: *Die Blätter werden jung von Mai bis Juni gesammelt und an der Luft getrocknet.*

Anwendungsgebiete:

- Zur Durchspülung bei bakteriellen und entzündlichen Erkrankungen der ableitenden Harnwege und bei Nierengrieß.
- Zur unterstützenden Behandlung von rheumatischen Beschwerden.

Inhaltsstoffe: Gerbstoffe, Flavonoide.

Therapeutische Wirkung: Durch die in der Pflanze enthaltenen Wirkstoffe kommt es zu einer Erhöhung der Wasserausscheidung in der Niere, weshalb die Droge zur Durchspülungstherapie bei bakteriellen und entzündlichen Erkrankungen der ableitenden Harnwege eingesetzt wird.

Gegenanzeigen: keine bekannt.

Nebenwirkungen: keine bekannt.

Wechselwirkungen: keine bekannt.

Art der Anwendung: Teedroge, in Teemischungen, als Birkenpresssäfte.
Dosieranleitung: 2 bis 3 g (ca. 3 Teelöffel) werden mit ca. 200 ml brühendem Wasser übergossen, nach etwa 10 Minuten abgeseiht und getrunken. Kann bis zu 3 x täglich angewendet werden.

Beispiele für lieferbare Präparate:

A: in Teemischungen wie Mag. Kottas Blasentee, Birkenblattauszüge sind z.B. im Brennesseltonikum Bioflora enthalten.

D: Sidroga Birkenblätter Tee, Urorenal Brausetabletten.

Anmerkung:

- Keine Durchspülungstherapie bei Ödemen (Wasseransammlungen im Gewebe) infolge eingeschränkter Nieren- und Herztätigkeit!
- Auf reichliche zusätzliche Flüssigkeitszufuhr bei einer Durchspülungstherapie ist zu achten.

Deutscher Name: *Brennnesselblätter sowie Brennnesselwurzel*

Lateinischer Name: *Urticae folium/herba, Urticae radix*

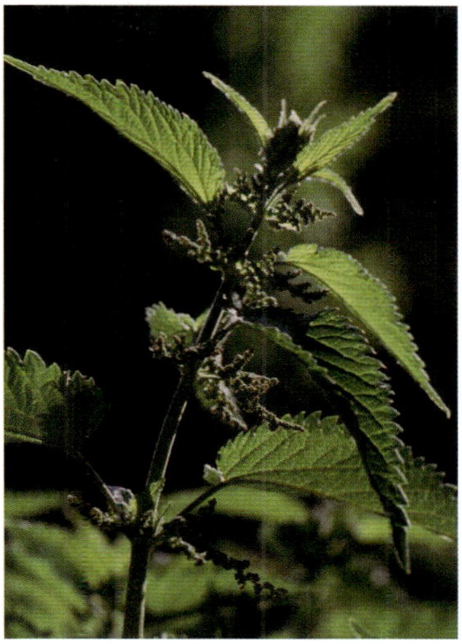

Herkunft: *Die Pflanze ist fast auf der ganzen Welt anzutreffen und die Droge wird aus Wildvorkommen in Mittel- und Osteuropa gewonnen.*

Pflanzenbeschreibung: *Die Brennnessel gehört zu den Nesselgewächsen. Die große Brennnessel kann 1,50 m erreichen. Das ausdauernde Kraut hat einen weit verzweigten Wurzelstock, gerade Stängel und ovale Blätter. Die ganze Pflanze ist mit brennenden Pflanzenhaaren bedeckt. Zerbrechen diese, wird ihr Inhalt in die Wunde entleert und es treten auf der Haut Bläschen hervor, die jucken und brennen. Die Blütezeit der Brennnessel ist von Mai bis Juli, die Blüten sind klein, grün und in hängenden Ähren angeordnet.*

Verwendete Pflanzenteile: *Blätter, Wurzel.*

Ernte und Aufbereitung: *Im Juni und Juli werden die Blätter gesammelt, das ganze Kraut zur Bereitung von Presssäften. Die Wurzel wird im Frühjahr und Herbst geerntet.*

Anwendungsgebiete:

- *Durchspülungstherapie bei entzündlichen Erkrankungen der ableitenden Harnwege und zur Behandlung und Vorbeugung bei Nierengrieß.*
- *Bei Einnahme und äußerlicher Anwendung zur unterstützenden Behandlung von rheumatischen Beschwerden.*
- *Gutartige Prostatavergrößerungen mit Harnabflussbeeinträchtigungen (Wurzel).*

Inhaltsstoffe: *Das Kraut enthält Gerbstoffe, Vitamine, Mineralsalze und in den Brennhaaren Histamine. Beta-Sitosterin findet sich überwiegend in den Wurzeln und wird in der Medizin zur Behandlung von gutartigen Prostatavergrößerungen eingesetzt.*

Therapeutische Wirkung: *Die Inhaltsstoffe der Pflanze regen die Harnausscheidung an. Weiters sind Stoffe in der Pflanze enthalten, die Stoffwechselvorgänge hemmen können, die bei der Entstehung von Entzündungen bedeutsam sind. Die Wurzelstoffe zeigen positive Wirkungen auf die Restharnmengen bei gutartigen Prostatavergrößerungen.*

Gegenanzeigen: *nicht bekannt.*

Nebenwirkungen: *nicht bekannt. Bei Blättern und bei Wurzelauszügen kann es zu Magen-Darm-Beschwerden kommen.*

Wechselwirkungen: *nicht bekannt.*

Art der Anwendung: *Frischpflanzenpresssaft, Tees und Präparate.*

Dosieranleitung:

- *1 gehäuften TL (= 1 g) Brennnesselblätter mit 1 Tasse kochendem Wasser überbrühen, 10 Minuten zugedeckt ziehen lassen und anschließend abseihen. Täglich 3 bis 4 Tassen trinken.*
- *1 TL (1,5 g) der grob gepulverten Wurzel mit kaltem Wasser ansetzen, zum Sieden erhitzen und etwa 1 Minute am Sieden halten, dann 10 Minuten bedeckt ziehen lassen und abseihen.*
- *Tagesdosis: Blätter 10 g, Wurzel 5 g.*

Beispiele für lieferbare Präparate:

A: Nieren- und Blasentees (z.B. Apothekers Bauers Nieren- und Blasentee, Kneipp Brennnessel Tee) und Extrakte – z.B. Brennnessel-Tonikum. Die Wurzelextrakte sind in Mischpräparaten wie Prostagutt Kapseln enthalten.

D: Sidroga Brennnesselblätter Tee, Rheuma Hek, Bazoton N.

Anmerkung:

- *In der Pflanze ist das Mineral Kalium vorhanden, das für einen stark harntreibenden Effekt sorgt. Aus diesem Grund muss bei einer Anwendung der Pflanze dem Körper genügend Flüssigkeit zugeführt werden.*
- *Keine Durchspülungstherapie bei Ödemen (Wasseransammlungen im Gewebe) infolge eingeschränkter Nieren- und Herztätigkeit!*
- *Die Inhaltsstoffe führen nicht zu einer Verkleinerung der vergrößerten Prostata – es sind daher regelmäßige Besuche beim Urologen anzuraten.*

Deutscher Name: Efeublätter

Lateinischer Name: *Hederae helicis folium*

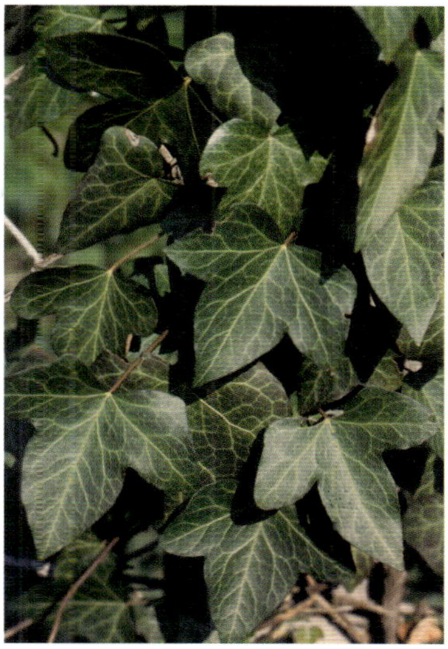

Herkunft: *Die Pflanze ist in ganz Europa verbreitet und wird vor allem in Osteuropa für den Handel kultiviert.*

Pflanzenbeschreibung: *Efeu ist eine Kletterpflanze, die an Bäumen emporklettert – im Wald kann er sich auch manchmal am Boden ausbreiten. Die Blätter sind 3- bis 5-eckig und gestielt. Die unscheinbaren Blüten stehen in Dolden, die grünlich-gelb sind und im Winter blauschwarze erbsengroße Früchte ausbilden. Die Blütezeit ist je nach Lage zwischen August und November.*

Verwendete Pflanzenteile: *Es werden meist die Blätter verwendet.*

Ernte und Aufbereitung: *Die Blätter sollten vor der Blüte geerntet und schonend getrocknet werden.*

Anwendungsgebiete:

- *Husten,*
- *Bronchitis.*

Inhaltsstoffe: *Saponine und ätherische Öle.*

Therapeutische Wirkung: *Die Wirkstoffe haben entzündungshemmende Wirkung, und in Tierversuchen lassen sich auch Wirkungen auf Bakterien, Viren und Pilze nachweisen. Weiters gibt es eine schleimlösende – d.h. der fest sitzende Schleim kann besser abgehustet werden – sowie eine hustendämpfende und krampflösende Wirkung.*

Gegenanzeigen: *nicht bekannt.*

Nebenwirkungen: *Nicht bekannt, es liegt aber eine gewisse Sensibilisierungstendenz vor. In höheren Dosen kann es zu Magen-Darm-Beschwerden kommen.*

Wechselwirkungen: *nicht bekannt.*

Art der Anwendung: *Fertigpräparate, Tee wird fast nicht gebraucht.*

Dosieranleitung: *0,5 g Blätter mit heißem Wasser übergießen 10 Minuten ziehen lassen (1 Teelöffel = 0,8 g).*

Beispiele für lieferbare Präparate:

A: Prospan Hustentropfen, Hustensaft.

D: Hedelix Hustensaft, Prospan Hustensaft.

Anmerkung: *Efeupräparate werden gerne in der Kinderheilkunde verwendet.*

Deutscher Name: Eibisch

Lateinischer Name: *Altheae radix & folium*

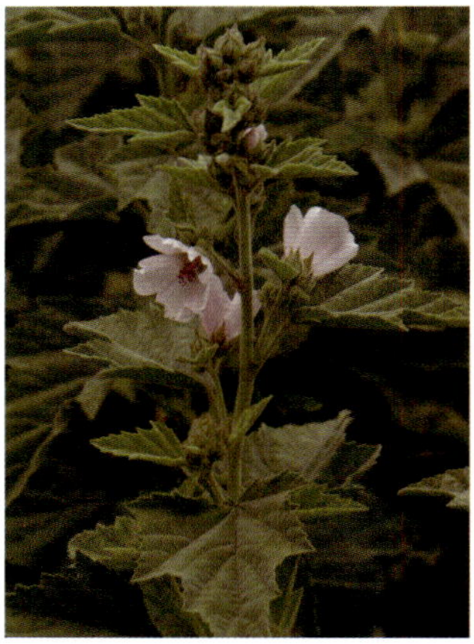

Herkunft: *Die Pflanze ist in ganz Europa und Westasien verbreitet. Sie wird häufig kultiviert, da sie freiwachsend in manchen Regionen sehr selten ist. Die Pflanze wird vor allem in Südosteuropa kultiviert.*

Pflanzenbeschreibung: *Bis zu 1,5 m hohe, behaarte Staude. Die gestielten Blätter sind 3- bis 5-lappig, von Juni bis August blühen die gestielten, weißen Blüten.*

Verwendete Pflanzenteile: *Es werden vor allem die zweijährige Wurzel und die Blätter verwendet.*

Ernte und Aufbereitung: *Die frisch geerntete Wurzel muss rasch getrocknet werden, Blätter werden vor der Blüte geerntet.*

Anwendungsgebiete:

- *Schleimhautreizungen im Mund-Rachen-Raum und damit verbundener trockener Reizhusten.*
- *Leichte Entzündungen der Magenschleimhaut (nur Wurzel).*

Inhaltsstoffe: *Schleimstoffe 5 bis 20 % (unterschiedlicher Gehalt in Blättern und Wurzel, starke Schwankungen je nach Erntezeit und Behandlung).*

Therapeutische Wirkung: *Die Schleime legen sich schützend über die entzündeten Stellen, womit der Hustenreiz gemildert wird.*

Gegenanzeigen: *keine bekannt.*

Nebenwirkungen: *keine bekannt.*

Wechselwirkungen: *keine bekannt.*

Art der Anwendung: *Teedroge*

Dosieranleitung: *ca. 2 g (1 gehäufter Teelöffel) Blätter bzw. 3 bis 10 g (1 Teelöffel etwa 3 g) mit kaltem Wasser ansetzen, häufig umrühren, abseihen und dann leicht angewärmt trinken.*

Maximale Tagesdosis: *Blätter 5 g/Tag, Wurzeln 6 g/Tag.*

Beispiele für lieferbare Präparate:

A: Eibisch findet sich in vielen Hustenteemischungen und wird auch in Sirupen und Hustensäften angeboten (z.B. Tuscalman Berna Hustensirup, Aponatura hustenlösender Sirup & Kapseln).

D: Phytohustil, Bronchitussin.

Anmerkung:

- *Es ist besser, den Tee nicht mit heißem Wasser zu brühen, da sonst die Schleimstoffe beeinträchtigt werden.*
- *Eibischsirup wird gerne in der Kinderheilkunde verwendet.*

Deutscher Name: *Eichenrinde*

Lateinischer Name: *Quercus cortex*

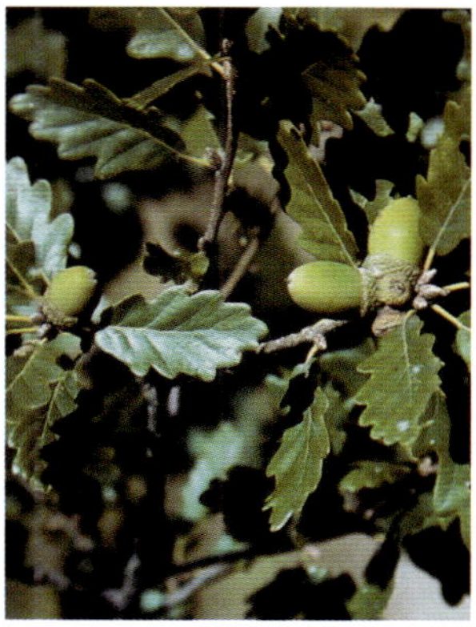

Herkunft: *Die Pflanze ist in Europa und Kleinasien verbreitet.*

Pflanzenbeschreibung: *Die Pflanze (Quercus robur L.) ist ein bis ca. 50 m hoher Baum mit breiter, unregelmäßiger, stark ästiger Krone mit starken knorrigen Ästen. Die Blätter sind kurz gestielt, länglich, am Grunde meist gestutzt oder herzförmig.*

Verwendete Pflanzenteile: *Es werden die getrocknete Rinde der jungen Zweige und die getrocknete Rinde von Stämmen und Ästen verwendet.*

Ernte und Aufbereitung: Eichenrinde wird im Frühjahr gesammelt und getrocknet.

Anwendungsgebiete:

- Durchfall (innerliche Anwendung).
- Äußerliche Anwendung bei
  - entzündlichen Hauterkrankungen,
  - Schleimhautentzündungen im Mund- und Rachenbereich,
  - Entzündungen im Analbereich,
  - Entzündungen im Genitalbereich.

Inhaltsstoffe: Gerbstoffe.

Therapeutische Wirkung: Die Gerbstoffe wirken entzündungshemmend, juckreizstillend und hemmen Absonderungen von Hautdrüsen.

Gegenanzeigen:

Keine Vollbäder bei

- nässenden großflächigen Ekzemen,
- Hautverletzungen,
- fieberhaften und infektiösen Erkrankungen,
- schwerer Herzschwäche,
- unbehandeltem Bluthochdruck.

Nebenwirkungen: keine bekannt.

Wechselwirkungen: Die Aufnahme von basischen Arzneistoffen kann behindert werden.

Art der Anwendung: zerkleinerte Droge für Abkochungen sowie Präparate zur äußeren Anwendung.

Dosieranleitung:

- Teezubereitung: 1g fein geschnittene oder grob gepulverte Droge wird mit kaltem Wasser angesetzt, kurz aufgekocht und abgeseiht. (1 Teelöffel entspricht etwa 3 g Droge), Tagesdosis: 3 g Droge.
- Spülung/Umschlag: 2 Esslöffel fein geschnittene Droge mit 3 Tassen Wasser aufkochen.
- Badezusatz: 5 g Droge mit 1 Liter Wasser aufkochen und Lösung in das Voll- oder Teilbad geben.

Tipp: Da aus Eichenrinde ein Farbstoff mit Schattierungen von gelb bis schwarz gewonnen wird, können die Bäder sehr hartnäckige Verfärbungen der Badewanne verursachen. Für die Durchführung dieser Sitzbäder empfiehlt sich der Kauf von billigen Kunststoffwannen aus Baumärkten.

Deutscher Name: *Enzianwurzel*

Lateinischer Name: *Gentianae radix*

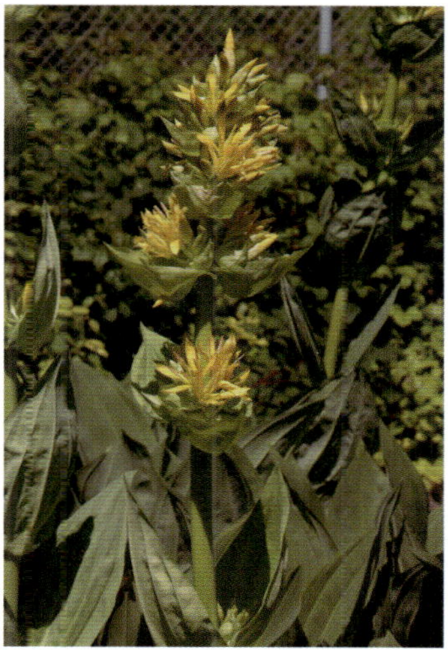

Herkunft: *Westliches Mitteleuropa. Die Pflanze wird in Südosteuropa und in Mittelmeerländern kultiviert.*

Pflanzenbeschreibung: *Der gelbe Enzian wird ca. 1 m hoch und blüht gelblich. Er lässt sich gut kultivieren, kann somit gut angebaut werden und schont damit die unter Naturschutz stehende Pflanze. Die Blüten sind gelbe, endständige, gestielte Scheinquirle in den Blattwinkeln. Die Hauptwurzel ist eine Pfahlwurzel und kann bis zu 1 m lang werden. Der Stängel ist einfach, aufrecht, stielrund, bis fingerdick werdend und hohl. Die Laubblätter sind elliptisch, bläulichgrün, bis 30 cm lang und bis 15 cm breit.*

Verwendete Pflanzenteile: *Verwendet werden Wurzel und Wurzelstock.*

Ernte und Aufbereitung: *Es sollten keine Wurzeln selbst gesammelt werden, da die Pflanze unter Naturschutz steht und leicht mit giftigen Pflanzen verwechselt werden kann.*

Anwendungsgebiete:

- *Appetitlosigkeit,*
- *Steigerung der Magensaftsekretion,*
- *Steigerung der Bronchialsekretion.*

Inhaltsstoffe: *Iridoide, Bitterstoffe.*

Therapeutische Wirkung: *Die Bitterstoffe regen Speichel- und Magensaftsekretion an.*

Gegenanzeigen: *Magen- und Zwölffingerdarmgeschwüre.*

Nebenwirkungen: *nicht bekannt.*

Wechselwirkungen: *nicht bekannt.*

Art der Anwendung: *Tee, Tinkturen.*

Dosieranleitung: *1 bis 2 g (halber Teelöffel) mit 150 ml kochendem Wasser übergießen, 5 bis 10 Minuten ziehen lassen, mit Honig süßen und eine Tasse mehrmals am Tag 30 Minuten vor den Mahlzeiten trinken (Tagesdosis 2 bis 4 g Droge).*

Beispiele für lieferbare Präparate: *Es stehen auch Tinkturen zur Verfügung, von denen 3-mal täglich 1 bis 4 ml vor den Mahlzeiten eingenommen werden sollen.*

A: Weiters wird er mit anderen Drogen kombiniert angewendet, z.B. in Mariazeller Magentropfen, Sigman Haustropfen. Für die Anwendung zur Verbesserung der Bronchialsekretion steht er in Kombinationspräparaten wie Sinupret Tropfen oder Solvopret Dragees zur Verfügung.

D: Digestivum Hetterich S-Tropfen, Enziagil Magenplus Kapseln.

Anmerkung:

- *Enzianschnaps schmeckt nicht bitter, da die Bitterstoffe bei der Destillation flüchtig sind und nicht in Lösung gehen.*
- *Es besteht Verwechslungsgefahr mit gesundheitsschädlichen Enzianarten – daher sollte auch aus diesem Grund die Pflanze nicht selbst gesammelt werden.*

Deutscher Name: Eukalyptusblätter

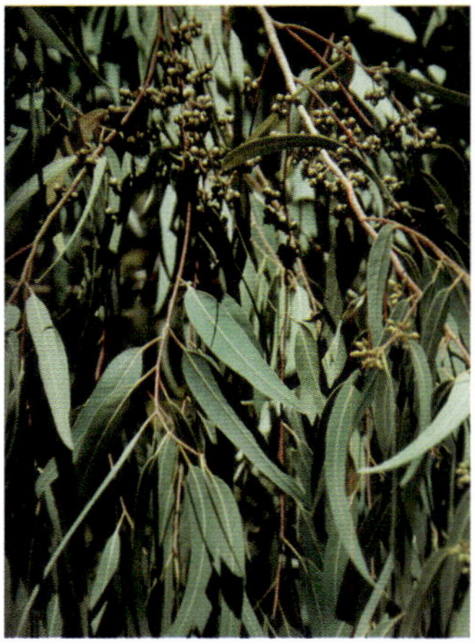

Lateinischer Name: *Eucalypti folium*

Herkunft: *Die ursprüngliche Heimat des Eukalyptusbaumes sind Südwestaustralien und Tasmanien. Heute wächst er u.a. in den Mittelmeerländern, wo er auch kultiviert wird, z.B. in Portugal. Anbaugebiete sind auch in Neuseeland, Kalifornien und Südchina zu finden.*

Pflanzenbeschreibung: *Der Eukalyptusbaum wird bis zu 70 m hoch. Junge Bäume haben dünne eiförmige Blätter, bei älteren Bäumen sind diese dicker und ledriger und haben an der blaugrünen Unterseite einen stark hervortretenden Hauptnerv.*

Verwendete Pflanzenteile: *Gesammelt werden die älteren, getrockneten Laubblätter. Zur Drogenherstellung werden die Blätter und das durch Wasserdampfdestillation gewonnene Öl aus frischen Blättern verwendet.*

Anwendungsgebiete:

- *Erkältungskrankheiten der oberen Luftwege (Husten, Bronchitis),*
- *rheumatische Beschwerden (Einreibemittel aus Öl).*

Inhaltsstoffe: *Ätherische Öle, Gerbstoffe.*

Therapeutische Wirkung: *Die ätherischen Öle des Eukalyptus besitzen eine schleimlösende und krampflösende Wirkung – besonders an den Bronchien. Bei äußerlicher Anwendung kommt es zu einer durchblutungsfördernden Wirkung.*

Gegenanzeigen:

- *Entzündliche Erkrankungen des Magen-Darm-Traktes,*
- *Gallenwegserkrankungen,*
- *schwere Lebererkrankungen,*
- *Salben usw. sollen nicht im Gesichtsbereich von Säuglingen und Kleinkindern angewendet werden.*

Nebenwirkungen: *Übelkeit, Erbrechen, Durchfall bei höheren Dosierungen.*

Wechselwirkungen: *Es beeinflusst Enzyme in der Leber und kann somit Medikamente, die über die Leber verstoffwechselt werden, im Sinne einer Abschwächung der Wirkung bzw. Verkürzung der Wirkdauer beeinflussen.*

Art der Anwendung: *Tee, Tinkturen und Präparate.*

Dosieranleitung:

- *2 Teelöffel fein geschnittene Eukalyptusblätter mit einer Tasse heißem Wasser übergießen und 10 Minuten ziehen lassen. Mehrmals täglich über den Tag verteilt trinken (Tagesdosis 4 bis 6 g).*

- *Wenn man eine 1 : 10 verdünnte Tinktur verwendet, wird 1 Teelöffel mit etwas Wasser verdünnt und schluckweise über den Tag getrunken (Tagesdosis 3 bis 4 g). Man kann auch 1 Tropfen auf ein Stück Würfelzucker geben und einnehmen.*
- *2 bis 3 Tropfen ätherisches Öl in heißes Wasser geben und inhalieren.*

Beispiele für lieferbare Präparate:

A: In Kombinationspräparaten mit anderen ätherischen Ölen – z.B. Luuf Erkältungsöl (mit Fichtenöl und Latschenkieferöl), Wick VapoRub Salbe (mit Muskat-, Zedernholzöl und Menthol, Kampfer).

Salben und Öle zur Einreibung bei rheumatischen Beschwerden – z.B. Berggeist Rheumafluid mit anderen ätherischen Ölen und chemischen Zusatzstoffen.

D: Aspecton Eukaps, Exeu, Tussidermil Emulsion zur Einreibung.

Deutscher Name: *Faulbaumrinde*

Lateinischer Name: *Frangulae cortex*

Herkunft: *Die Pflanze wächst in ganz Europa sowie West- und Kleinasien.*

Pflanzenbeschreibung: *Die Pflanze ist ein dornenloser, 1 bis 3 m hoher Strauch oder bis 7 m hoher, schmächtiger Baum mit dünnen ca. 3,5 langen und 5 cm breiten Blättern. Die Rinde ist bei der jungen Pflanze grün, später graubraun. Die Blüten sind grünlichweiß, trichterförmig und 3 bis 4 mm lang.*

Verwendete Pflanzenteile: *Die Drogen sind die getrocknete Rinde der Stämme und Zweige und die frische Rinde der Stämme und Zweige.*

Ernte und Aufbereitung: *Die Rinde wird im Frühsommer geerntet.*

Anwendungsgebiete: *Verstopfung.*

Inhaltsstoffe: *Anthrachinon-Glykoside.*

Therapeutische Wirkung: *Die aktiven Inhaltsstoffe bewirken, dass Salze und Wasser aus den Darm aufgenommen werden. Durch diese Wirkungen kommt es zu einer Zunahme des Volumens im Darm, womit der*

Druck im Darm erhöht wird, was einen positiven Effekt auf die Darmperistaltik hat.

Gegenanzeigen:

- *Darmverschluss,*
- *akut-entzündliche Erkrankungen des Darmes,*
- *Kinder unter 12 Jahren,*
- *Schwangerschaft & Stillzeit.*

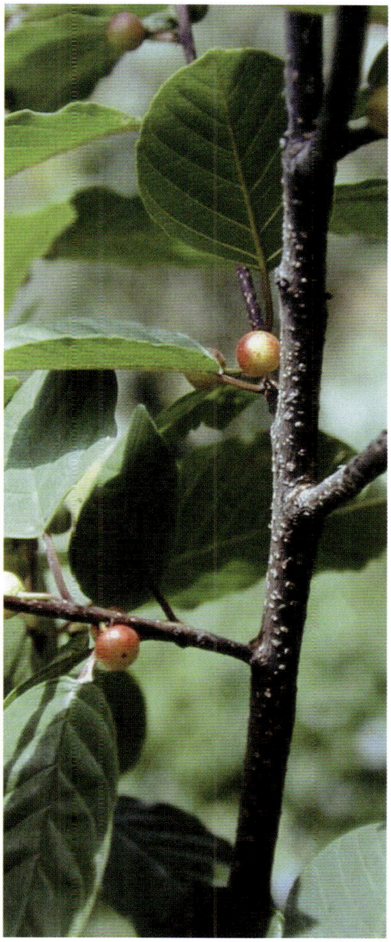

Nebenwirkungen: *Erbrechen und krampfartige Magen-Darm-Beschwerden.*

Wechselwirkungen: *Die Langzeitanwendung führt zu Verlusten an Salzen, was auch die Wirksamkeit von Herzmedikamenten negativ beeinflussen kann. Weiters kann es auch zu einer Verminderung der Darmbeweglichkeit kommen.*

Art der Anwendung: *Teedroge, Drogenpulver oder Trockenextrakte für Aufgüsse.*

Dosieranleitung: *Tagesdosis: 20 bis 30 mg Anthracen-Derivate. Es soll so wenig wie möglich verwendet werden und die Anwendung sollte ohne ärztlichen Rat nicht länger als 1 bis 2 Wochen erfolgen.*

Tee: *2 g Feinschnitt mit kochendem Wasser brühen und nach 15 Minuten abseihen.*

Beispiele für lieferbare Präparate:

A: Abführtee Waldheim, Planta-Lax Tee.

D: Faulbaumrinde Aurica, Faulbaumrinde Abtswinder.

Anmerkung: *Der Geruch ist schwach faulig, der Geschmack widerlich bitter.*

Deutscher Name: *Fenchelfrucht*

Lateinischer Name: *Foeniculi fructus*

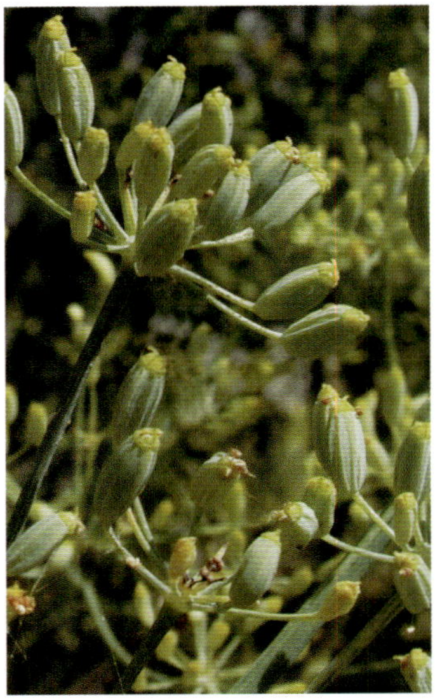

Herkunft: *Die Pflanze ist im Mittelmeerraum, Vorderasien und Mitteleuropa heimisch.*

Pflanzenbeschreibung: *Die Pflanze ist ausdauernd bis 2-jährig, etwa 80 bis 150 cm hoch, kahl und stark gewürzhaft riechend. Der Stängel ist aufrecht, stielrund, markig. Die Blätter sind gestielt. Die Blütenstände sind ziemlich große Dolden von fast 15 cm Durchmesser und sehr ungleich langen Strahlen. Die Blüten sind ziemlich klein und sattgelb.*

Verwendete Pflanzenteile: *Drogen sind das aus den reifen Früchten gewonnene Fenchelöl und die getrockneten reifen Früchte.*

Ernte und Aufbereitung: *Aus zweijährigen Kulturen wird die Droge gewonnen, danach getrocknet und gedroschen sowie mit abermaliger Nachtrocknung im Schatten verarbeitet.*

Anwendungsgebiete:

- *leichte Verdauungsbeschwerden,*
- *dyspeptische Beschwerden mit Völlegefühl und Blähungen,*
- *Katarrhe der Atemwege.*

Inhaltsstoffe: *ätherische Öle, Flavonoide, fettige Öle.*

Therapeutische Wirkung: *Fenchel bewirkt eine Krampflösung an der glatten Muskulatur. An der Bronchialschleimhaut fördert es die Schleimabfuhr durch eine positive Beeinflussung der Flimmerhärchen. Im Experiment konnte auch eine antimikrobielle Aktivität nachgewiesen werden.*

Gegenanzeigen: *Zubereitungen, ausgenommen die Droge selbst und Teeaufgüsse, dürfen bei Schwangerschaft und Kleinkindern nicht angewendet werden.*

Nebenwirkungen: *nicht bekannt.*

Wechselwirkungen: *nicht bekannt.*

Art der Anwendung: *Tee, alkoholische Auszüge, Phytopharmaka.*

Dosieranleitung: *Tee: 2 bis 5 g der unmittelbar zuvor zerquetschten Droge werden mit kochendem Wasser übergossen und nach 10 bis 15 Minuten abgeseiht. Tee: 2- bis 4-mal täglich trinken. Aufguss: nach jeder Mahlzeit, Tagesdosis: 5 bis 7 g zerkleinerte Droge.*

Fenchelsirup: 10 bis 20 g.

Beispiele für lieferbare Präparate:

A: Aponatura Wind-Kapseln, Apo Tee Fenchel, Mag. Kottas Kräuterexpress Fencheltee.

D: Fencheltee KPK.

Anmerkung: *Bei Kindern wird die Droge auch gerne als Fenchelsirup oder Fenchelhonig angewendet.*

Deutscher Name: *Flohsamen*

Lateinischer Name: *Psylli semen*

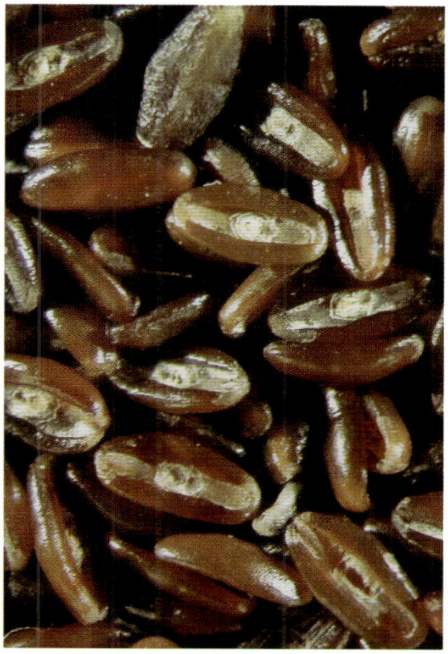

Herkunft: *Die Samen werden aus Spanien und Frankreich importiert.*

Pflanzenbeschreibung:

Ein einjähriges Kraut mit bis zu 50 cm hohen, aufrechten Stängeln. Die Blätter sind 3 bis 8 x 0,1 bis 0,3 cm groß und länglich. Der Blütenstand ist eine Ähre von 12 mm Länge. Die Blütenkrone ist scheibenförmig mit 4 durchsichtigen Blütenblättern. Die Samen sind im Umriss schmal-länglich.

Verwendete Pflanzenteile: *Die Droge sind die reifen Samen.*

Ernte und Aufbereitung: *Sobald die Samen braun bzw. rötlich sind, wird geerntet und die Schale mechanisch entfernt.*

Anwendungsgebiete:

- *Fettstoffwechselstörungen,*
- *Regulation der Darmperistaltik.*
  - *Bei Verstopfung kann es zu Verkürzung der Verweilzeit des Stuhles im Darm kommen, da es zu einer Zunahme des Volumens von Darminhalts kommt.*
  - *Bei Durchfällen kann durch Flüssigkeitsbindung die Stuhlhäufigkeit normalisiert werden.*

Inhaltsstoffe: *Schleimstoffe.*

Therapeutische Wirkung: *Neben einer Stuhlregulierung durch einen Quelleffekt der Samenkerne im Darm konnte für den Flohsamen auch eine Senkung des Fettstoffwechsels nachgewiesen werden. Dieser Effekt ist am besten bei gemahlenen Kernen nachweisbar. Zudem kommt es zu einer Resorption (Aufnahme) von Gallensäure.*

Gegenanzeigen: *Krankhafte Verengung im Magen-Darm-Trakt, drohender oder bestehender Darmverschluss.*

Nebenwirkungen: *nicht bekannt.*

Wechselwirkungen: *Die Aufnahme gleichzeitig eingenommener Arzneimittel kann verzögert werden.*

Art der Anwendung: *Teedroge, Fertigpräparate.*

Dosieranleitung: *Tagesdosis: 10 bis 30 g Droge.*

Zur Einnahme als Abführmittel: 10 g Droge mit ca. 100 ml Wasser vorquellen lassen, einnehmen und mindestens 200 ml nachtrinken (1 Teelöffel = etwa 4,7 g Droge).

Beispiele für lieferbare Präparate:

A: Agiocour Granulat (Rezeptpflicht!), Pascomucil Pulver.

D: Agiolind Granulat, Plantocur Granulat.

Anmerkung:

Auf eine ausreichende Flüssigkeitszufuhr ist zu achten.

Deutscher Name: *Gänsefingerkraut*

Lateinischer Name: *Anserine herbae*

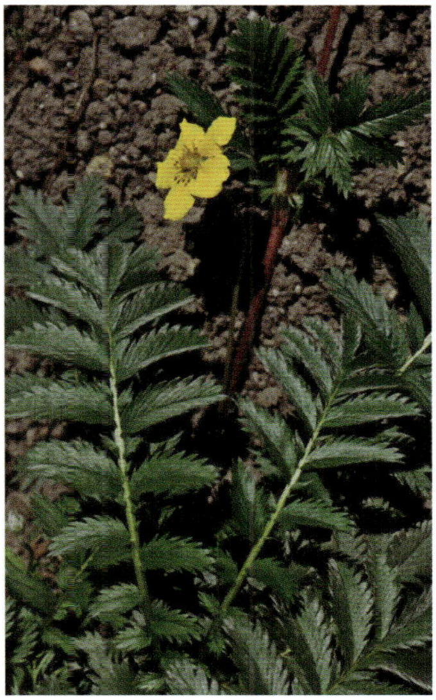

Herkunft: *Die Pflanze ist in den gemäßigten Zonen verbreitet, sie wird in Osteuropa kultiviert.*

Pflanzenbeschreibung: *Mehrjähriges, niedriges Kraut, bei dem sich aus einem Wurzelstock liegend-rankende Ausläufer bilden. Die Ausläufer bilden zahlreiche Blätter aus, die scharf gesägt, an der Oberseite kahl und an der Unterseite silbrig-weiß behaart sind. Die hellgelb leuchtenden Blüten sitzen endständig auf und haben einen verhältnismäßig langen Stiel.*

Verwendete Pflanzenteile: *Es werden vor allem die Blätter verwendet.*

Ernte und Aufbereitung: *Zur Blütezeit werden vor allem die Blätter gesammelt, die rasch und schonend getrocknet werden sollen.*

Anwendungsgebiete:

- *Leichte Entzündungen im Mund-Rachen-Bereich,*
- *zur Unterstützung leichter, unspezifischer Durchfallerkrankungen,*
- *milde Beschwerden während der Menstruation.*

Inhaltsstoffe: *Gerbstoffe.*

Therapeutische Wirkung: *Aufgrund der enthaltenen Gerbstoffe wirkt die Droge bei Entzündungen von Schleimhäuten.*

Gegenanzeigen: *keine bekannt.*

Nebenwirkungen: *Beschwerden bei Reizmagen können verstärkt werden.*

Wechselwirkungen: *keine bekannt.*

Art der Anwendung: *Teedroge.*

Dosieranleitung: *ca. 2 g (ca. 3 Teelöffel) fein geschnittene Droge mit kochendem Wasser übergießen und nach 10 Minuten abseihen.*

Maximale Tagesdosis: *4 bis 6 g/Tag.*

Beispiele für lieferbare Präparate:

A: Mag. Kottas Wechseltee.

D: Cefadian Filmtabl., Natudolor Dragees.

Deutscher Name: *Ginkgoblätter*

Lateinischer Name: *Ginkgo bilobae folium*

Herkunft: *Der Baum wurde ursprünglich in China als Tempelbaum gepflanzt, heute wird er vor allem in Südfrankreich für die Therapie kultiviert.*

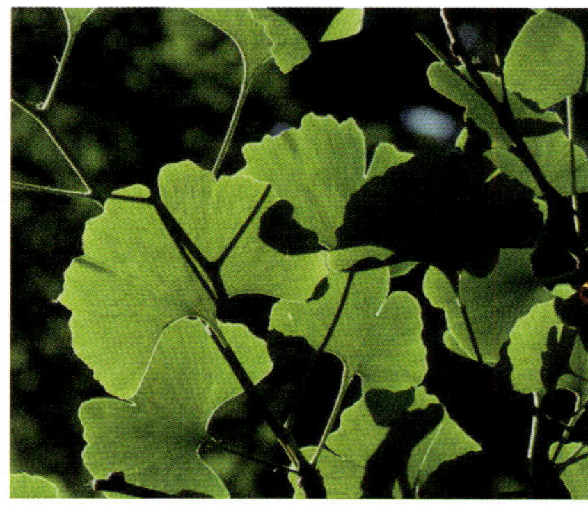

Pflanzenbeschreibung: *Der Baum wird bis zu 30 m hoch und bildet eine mächtige Krone aus. Die Blätter sind langgestielt und zweilappig. Das Blatt ist von gabelig laufenden Blattnerven durchzogen.*

Verwendete Pflanzenteile: *Blätter – die heute vor allem in Südostasien und Frankreich kultiviert werden.*

Anwendungsgebiete:

- *Durchblutungsstörungen – vor allem der Peripherie im Sinne einer peripheren arteriellen Durchblutungsstörung,*
- *Schwindel,*
- *Tinnitus – Ohrgeräusche,*
- *symptomatische Behandlung von hirnorganischen Leistungsstörungen – Hirnleistungsstörungen.*

Inhaltsstoffe: *Ginkgoloide, Flavonoide.*

Therapeutische Wirkung: *In Studien konnte sowohl eine Förderung der Durchblutung des Gehirns und der Peripherie sowie der Verbesserung von Gehirnfunktionen dargestellt werden.*

Gegenanzeigen: *nicht bekannt.*

Nebenwirkungen: *Bei der Verabreichung von Infusionen sind gelegentlich Kopfschmerzen und Venenentzündungen aufgetreten.*

Wechselwirkungen: *nicht bekannt.*

Art der Anwendung: *Extrakte als Tropfen und in Kapseln, Infusionslösungen für die Anwendung beim Hörsturz, Tee wird in der Regel nicht angewendet.*

Dosieranleitung: *Tagesdosis von 120 bis 240 mg.*

Beispiele für lieferbare Präparate:

A: z.B. Cerebokan, Ceremin, Tebonin – alle genannten Präparate sind rezeptpflichtig.

D: Tebinin, Ginkobil, Gingium.

Anmerkung: *Seit Sommer 2005 werden die Kosten für diese Präparate in Österreich wieder von den Krankenkassen übernommen.*

Deutscher Name: *Ginseng*

Lateinischer Name: *Ginseng radix*

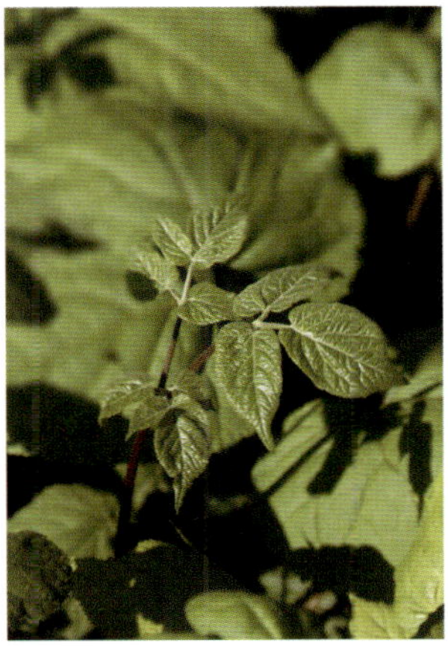

Herkunft: *Die Pflanze kommt in Nordkorea, China und Japan vor – wo sie auch für den Handel kultiviert wird.*

Pflanzenbeschreibung: *Die Pflanze (Panax ginseng) ist ein Efeugewächs, wird bis zu 80 cm hoch und hat quirlständige Blätter.*

Verwendete Pflanzenteile: *Es werden Haupt-, Haar- und Nebenwurzeln der Pflanze, die mindestens 6 bis 8 Jahre alt sein muss, verwendet.*

Ernte und Aufbereitung: *Die Wurzeln werden sorgfältig ausgegraben und an der Luft getrocknet.*

Anwendungsgebiete:

- *Erschöpfungszustände, allgemeine Schwäche,*
- *Rekonvaleszenz,*
- *Infektionsschutz.*

Inhaltsstoffe: *Ginsenoide, ätherische Öle, Vitamin B_1 und B_2.*

Therapeutische Wirkung: *Bei Versuchstieren konnte eine Erhöhung der Belastbarkeit nachgewiesen werden sowie Veränderungen im Gehirnstoffwechsel. Bei Menschen konnten Konzentrationsverbesserungen und Steigerungen der Aufmerksamkeit nachgewiesen werden.*

Gegenanzeigen: *Nicht während der Schwangerschaft und Stillzeit anwenden.*

Nebenwirkungen: *Nicht bekannt. Bei langer, hoch dosierter Anwendung kann es zu Überregbarkeit mit Schlafstörungen kommen.*

Wechselwirkungen: *Ginseng sollte nicht gemeinsam mit reichlichem Koffeingenuss eingenommen werden – vor allem bei Menschen mit Bluthochdruck ist Vorsicht geboten, da es zu einer Blutdrucksteigerung kommen kann.*

Art der Anwendung: *Tee, Trockenextrakte.*

Dosieranleitung: *1 Teelöffel fein geschnittene Droge mit 1 Tasse Wasser übergießen und 10 Minuten ziehen lassen, dann abseihen. 2-mal täglich 1 Tasse nach den Mahlzeiten trinken (Tagesdosis 1 bis 2 g Droge). Bei Extrakten werden 25 bis 30 mg Ginsenoid empfohlen.*

Beispiele für lieferbare Präparate:

A: Kapseln und Flüssiganwendungen stehen am Markt zur Verfügung – z.B. Ginsana Kapseln, Ginsana Tonikum.

D: Ginsanana G Tonikum, Kumsan Ginseng.

Anmerkung: *Es wird eine Einnahme über mindestens 3 Monaten empfohlen, dann sollte wieder eine ebenso lange Pause eingelegt werden.*

Deutscher Name: Goldrutenkraut

Lateinischer Name: *Virgaureae herbae*

Herkunft: *Die Droge stammt meist aus Wildvorkommen in (Süd)-Osteuropa.*

Pflanzenbeschreibung: *Ausdauerndes bis 1 m hohes Kraut mit ellipsenförmigen Blättern. Die Pflanze bildet gelbe Blütenkörbchen mit 6 bis 12 Blüten.*

Verwendete Pflanzenteile: *Als Droge wird der oberirdische Teil der Pflanze verwendet.*

Ernte und Aufbereitung: *Es wird die Pflanze zur Blütezeit in den ersten Augustwochen geerntet und dann schonend getrocknet.*

Anwendungsgebiete:

- *Entzündungen der Blase und Niere,*
- *zur Durchspülung bei entzündlichen Erkrankungen der Harnwege,*
- *zur Prophylaxe von Harnsteinen und Nierengries.*

Inhaltsstoffe: *Ätherische Öle, Terpene, Saponine, Flavonoide.*

Therapeutische Wirkung: *Die Droge bewirkt eine Steigerung der Harnmenge und zeigt eine entzündungshemmende und krampflösende Wirkung.*

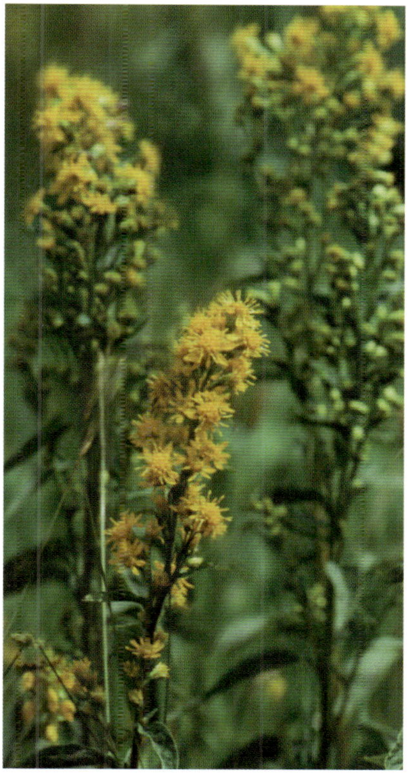

Gegenanzeigen: *nicht bekannt.*

Nebenwirkungen: *nicht bekannt.*

Wechselwirkungen: *nicht bekannt.*

Art der Anwendung: *geschnittene Droge, in Mono- und Kombinationspräparaten.*

Dosieranleitung: *6 bis 12 g Droge pro Tag als Tee, 1 bis 2 Teelöffel voll (3 bis 5 g) werden mit siedendem Wasser übergossen und nach ca. 15 Minuten abgeseiht.*

Beispiele für lieferbare Präparate:

A: Neuners Kräutertee bzw. Blasentee, Urelium Neu Kapseln.

D: Cysto Fink mono, Solidago Steiner.

Anmerkung: *Auf reichliche Flüssigkeitszufuhr ist zu achten.*

Deutscher Name: *Hamamelisrinde & Hamamelisblätter*

Lateinischer Name: *Hamamelidis cortex & Hamamelidis folium*

Herkunft: *Der Baum stammt aus den Wäldern Nordamerikas und wird heute in subtropischen Ländern kultiviert.*

Pflanzenbeschreibung: *Es handelt sich um einen bis zu 10 m hohen, baumartigen Strauch mit haselnussähnlichen Blättern. Die Blüten tragen gelbe längliche Kronblätter.*

Verwendete Pflanzenteile: *Blätter und Rinde.*

Ernte und Aufbereitung: *Die Blätter werden im Herbst gesammelt und getrocknet, die Rinde wird hingegen im Frühjahr gesammelt.*

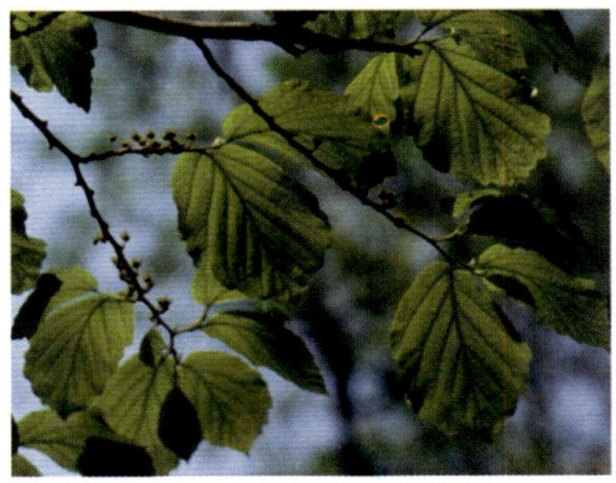

Anwendungsgebiete:

- *Leichte Hautverletzungen,*
- *lokale Hautentzündungen,*
- *Entzündungen der Schleimhäute,*
- *Hämorrhoiden,*
- *Krampfadernbeschwerden.*

Inhaltsstoffe: *Gerbstoffe, Flavonoide, ätherische Öle.*

Therapeutische Wirkung: *Die Inhaltsstoffe können sich günstig auf die Wundheilung auswirken und weisen eine entzündungshemmende Eigenschaft auf.*

Gegenanzeigen: *nicht bekannt.*

Nebenwirkungen: *nicht bekannt. Bei innerlicher Langzeitanwendung kann es zu Verdauungsbeschwerden kommen.*

Wechselwirkungen: *nicht bekannt.*

Art der Anwendung: *Tee, Spülungen, Salben, Gurgellösungen.*

Dosieranleitung: *Tee: 1 bis 2 g Droge werden mit kochendem Wasser überbrüht und nach 10 Minuten abgeseiht.*

Für Umschläge werden 5 bis 10 g Droge mit 250 ml Wasser überbrüht, für Gurgellösungen 2 bis 3 g mit 150 ml.

Beispiele für lieferbare Präparate:

A: Hametum Salbe, auch in Ynotyol Salbe.

D: Hametum Creme/Wundsalbe, Hamasama Salbe, Venoplant top Hamamelis.

Anmerkung:

Auszüge der Drogen werden auch gerne in der Kosmetik zur Hautpflege verwendet.

***Deutscher Name:** Hauhechelkraut und -wurzel*

***Lateinischer Name:** Ononis herba et radix*

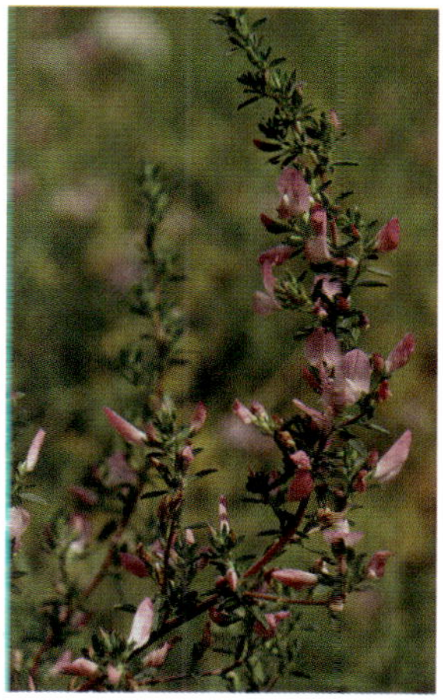

***Herkunft:** Die Pflanze ist in fast ganz Europa verbreitet.*

***Pflanzenbeschreibung:** Die Pflanze ist ein niedriger Halbstrauch von etwa 30 bis 60 cm Höhe mit langer Pfahlwurzel und aufrechten, abstehenden, zottigen Äs- ten. Die Blätter sind 3-zählig mit länglichen Blättchen. Die rosa Schmetterlingsblüten stehen einzeln oder paar- weise in den Blattwinkeln.*

***Verwendete Pflanzenteile:** Die Drogen sind die Wurzeln oder blühenden Zweige.*

***Ernte und Aufbereitung:** Hauhechelwurzeln werden im Herbst gesammelt und getrocknet.*

Anwendungsgebiete:

- *Durchspülungstherapie bei entzündlichen Erkrankungen der ableitenden Harnwege,*
- *Nierengrieß (auch vorbeugend).*

***Inhaltsstoffe:** ätherische Öle, Isoflavone, Triterpene.*

***Therapeutische Wirkung:** Die Inhaltsstoffe bewirken eine Erhöhung der Harnausscheidung.*

***Gegenanzeigen:** Wasseransammlungen (Ödeme) als Folge von Einschränkungen von Herz- bzw. Nierenfunktion.*

***Nebenwirkungen:** nicht bekannt.*

***Wechselwirkungen:** nicht bekannt.*

***Art der Anwendung:** Zerkleinerte Droge für Aufgüsse sowie andere Zubereitungen zum Einnehmen, weiters findet sich die Droge in verschiedenen Teemischungen.*

Dosieranleitung: *2 bis 2,5 g fein geschnittene oder grob gepulverte Droge mit kochendem Wasser übergießen und nach 20 bis 30 Minuten abseihen (1 Teelöffel entspricht etwa 3 g), Tagesdosis: 12 g Droge.*

Beispiele für lieferbare Präparate:

A: Aponatura Entwässerungskapseln, Solisan Harnsteintropfen, Mag. Kottas Nierentee.

D: Dragees Diureticum, Aqualibra.

Anmerkung:

- *Während der Verwendung der Droge ist auf eine ausreichende Flüssigkeitszufuhr zu achten – mindestens 2 l pro Tag.*
- *Die Droge kann nicht zur Entwässerungstherapie bei Ödemen infolge eingeschränkter Herz- und Nierentätigkeit angewendet werden.*
- *Die Droge soll nur einige Tage eingenommen werden, da dann die Wirksamkeit nachlässt.*

Deutscher Name: *Holunderblüten*

Lateinischer Name: *Sambuci flos*

Herkunft: *Die Pflanze ist in ganz Eurasien und Nordafrika heimisch. Die Droge wird aus Wildbeständen, vor allem aus Russland, Kroatien, Serbien und anderen Staaten Südosteuropas importiert.*

Pflanzenbeschreibung: *Die Pflanze ist ein bis zu 6 m hoher Strauch mit großen gefiederten Blättern. Die Blüten sind klein, weiß und stehen in Trugdolden. Die reifen Früchte sind schwarz und liefern einen dunkelvioletten Saft.*

Verwendete Pflanzenteile: *Es werden die Blüten verwendet.*

Ernte und Aufbereitung: *Die Blüten werden zur Zeit der Hochblüte (Frühsommer) geerntet und getrocknet.*

Anwendungsgebiete:

- *Fieber,*
- *Erkältung,*
- *Husten,*
- *Bronchitis.*

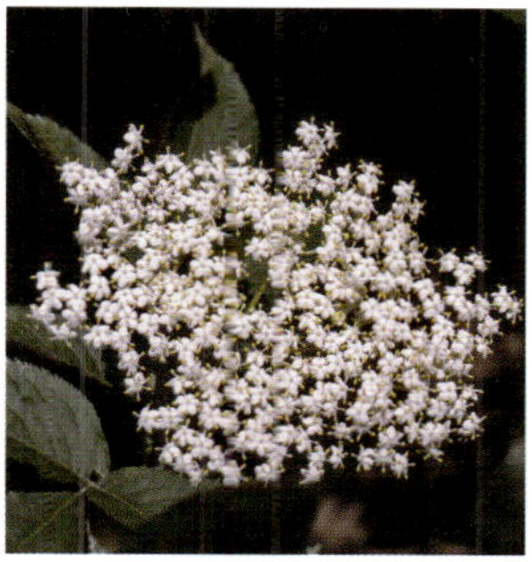

Inhaltsstoffe: *Flavonoide, ätherische Öle.*

Therapeutische Wirkung: *In Versuchen konnte gezeigt werden, dass die Bronchialsekretion gesteigert wird.*

Gegenanzeigen: *nicht bekannt.*

Nebenwirkungen: *nicht bekannt.*

Wechselwirkungen: *nicht bekannt.*

Art der Anwendung: *Tee, Teemischungen, Fertigpräparate.*

Dosieranleitung: *2 TL (3 bis 4 g) Holunderblüten mit 150 ml kochendem Wasser übergießen, 5 Minuten ziehen lassen. Tagesdosis 10 bis 15 g.*

Beispiele für lieferbare Präparate:

A: Tuscalam Berna Hustensirup, Sinupret Tropfen, Neuners Kräutertee Grippetee.

D: Holunderblüten KNK, Sidroga Fiebertee.

Anmerkung: *Die Droge wird in manchen Darreichungsformen auch als Geschmackskorrigenz eingesetzt – z.B. in manchen Abführtees.*

Deutscher Name: *Hopfenzapfen*

Lateinischer Name: *Lupoli strobulus*

Herkunft: *Der Hopfenzapfen wächst in heimischen Auwäldern und wird in Europa primär für die Biererzeugung kultiviert.*

Pflanzenbeschreibung: *Die Pflanze (Hummulus lupulus) gehört zur Familie der Hanfgewächse und ist ein Schlinggewächs, das bis zu 6 m hoch werden kann. Die unscheinbaren männlichen Blüten bilden einen lockeren Blütenstand, die weiblichen einen dichten Zapfen, der von Drüsenschuppen bedeckt ist.*

Verwendete Pflanzenteile: *Hopfenzapfen bestehen aus den ganzen getrockneten weiblichen Blütenständen.*

Ernte und Aufbereitung: *Die ganzen Blütenstände werden während des Sommers knapp bevor sie gänzlich ausgereift sind gesammelt.*

Anwendungsgebiete:

- *Nervosität,*
- *Schlaflosigkeit,*
- *Appetitlosigkeit.*

Inhaltsstoffe: *Gerbstoffe, Flavonoide, Bittersäure, ätherische Öle.*

Therapeutische Wirkung: *Die Pflanze hat beruhigende Eigenschaften und fördert die Schlafbereitschaft.*

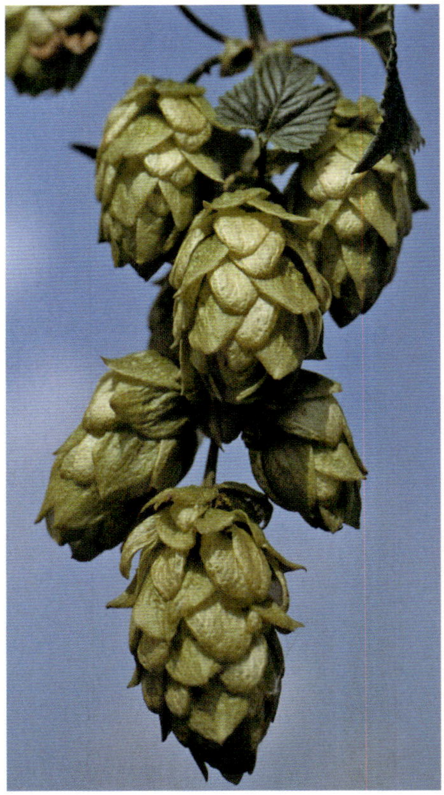

Gegenanzeigen: *nicht bekannt.*

Nebenwirkungen: *nicht bekannt.*

Wechselwirkungen: *nicht bekannt.*

Art der Anwendung: *Tee, Teemischungen, Fertigpräparate.*

Dosieranleitung: *1 Teelöffel (0,5 g) zerkleinerte Hopfenpflanzen mit 1 Tasse heißem Wasser aufgießen und nach zehnminütigem Ziehenlassen trinken – morgens und abends nach dem Essen.*

Beispiele für lieferbare Präparate:

A: Es stehen eine Vielzahl von Dragees, Tropfen usw. zur Verfügung, in denen die Droge auch häufig in Kombination mit anderen Wirkstoffen enthalten ist: z.B. Aponatura Einschlafkapseln, Bakanasan Einschlafkapseln, Aponatura Beruhigungstropfen.

D: Nervenruh, Sedacur forte Beruhigungsdragees, Vivinox N Beruhigungsdragees.

Anmerkung: *Die Kombination mit anderen schlaffördernden Drogen ist sinnvoll.*

Deutscher Name: *Ingwerwurzel*

Lateinischer Name: *Zingiberis rhizoma*

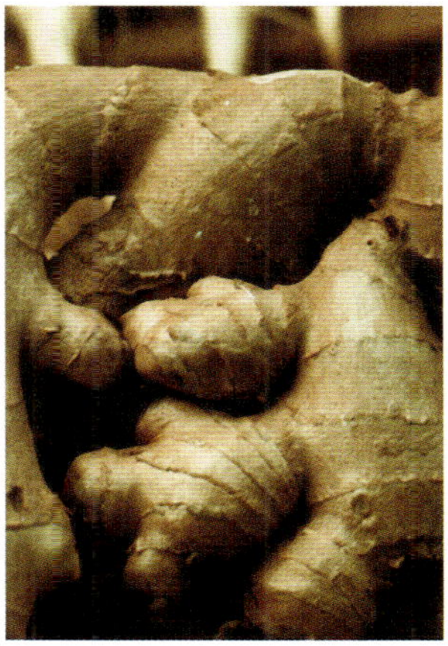

Herkunft: *Die Pflanze stammt aus Südostasien und wird außerdem weltweit in tropischen Regionen vor allem für die Verwendung als Gewürz kultiviert.*

Pflanzenbeschreibung: *Ingwer ist eine kriechende, mehrjährige Pflanze auf einem dicken, knolligen Wurzelstock, aus dem im Frühjahr ein grüner, aufrechter Stängel von etwa 60 cm Höhe mit schmalen Blättern von etwa 15 bis 30 cm Länge wächst, die jedes Jahr wieder absterben. Der Blütenstiel entspringt direkt der Wurzel und endet in einer länglichen bogenförmigen Ähre, mit einer weißen oder gelben Einzelblüte.*

Verwendete Pflanzenteile: *Die Droge besteht aus dem geschälten fingerlangen und frischen oder getrockneten Wurzelstock.*

Ernte und Aufbereitung: *Im Spätherbst werden die Wurzelstöcke ausgegraben, gewaschen, für 24 Stunden gewässert und anschließend getrocknet.*

Anwendungsgebiete:

- *Appetitlosigkeit,*
- *dyspeptische Beschwerden (Verdauungsbeschwerden),*
- *zur Verdauungsförderung bei Magensaftmangel,*
- *Verhütung der Symptome der Reisekrankheit.*

Inhaltsstoffe: *ätherisches Öl, Phenylalkanonole.*

Therapeutische Wirkung: *Die Droge bewirkt eine Förderung der Speichel- und Magensaftsekretion und führt zu einer Anregung der Darmperistaltik. Weiters wird auch der Gallenfluss angeregt.*

Gegenanzeigen: *Schwangerschaftserbrechen: Es liegen keine Untersuchungen zur Sicherheit der Anwendung vor, daher sollte die Ingwerwurzel bei diesem Problem nicht angewendet werden.*

Nebenwirkungen: *nicht bekannt.*

Wechselwirkungen: *nicht bekannt.*

Art der Anwendung: *Zerkleinerte Droge und Trockenextrakte für Aufgüsse sowie andere Zubereitungen zum Einnehmen.*

Dosieranleitung: *Teezubereitung: 0,5 bis 1 g grob gepulverte Droge mit kochendem Wasser übergießen, 5 Minuten ziehen lassen und abseihen (1 Teelöffel = 3 g Droge). Tagesdosis: 2 bis 4 g Droge.*

Beispiele für lieferbare Präparate:

A: Ingwerkapseln Arkocaps, Mariazeller Magentropfen.

D: Knufinke Reise, Zintona Kapseln.

Anmerkung: *Aufgrund der gallenflussanregenden Wirkung sollte die Droge bei Gallensteinleiden nur nach Rücksprache mit dem Arzt verwendet werden.*

Deutscher Name: Isländisches Moos

Lateinischer Name: *Lichen islandicus*

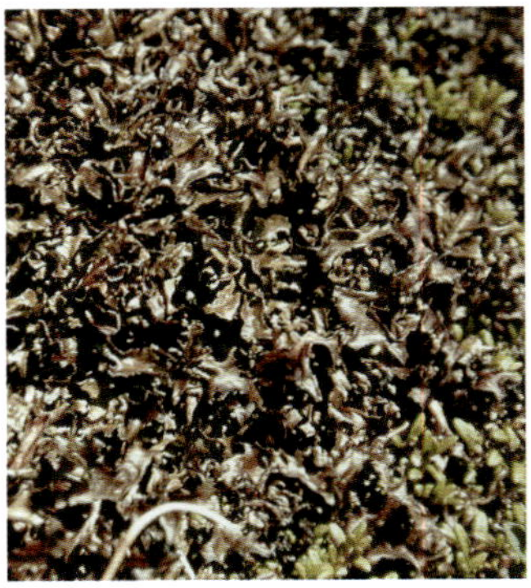

Herkunft: *Die Pflanze wächst in alpinen Regionen und in den arktischen Regionen der nördlichen Welthalbkugel.*

Pflanzenbeschreibung: *Die Bezeichnung „Moos“ ist botanisch nicht korrekt, es handelt sich vielmehr um eine Flechte. Sie wird 4 bis 12 cm hoch, ist von gabeligem oder geweihartig verzweigtem Wuchs. Die Farbe ist oliv- bis braungrün, die Unterseite weißgrün.*

Verwendete Pflanzenteile: *Die ganze Flechte wird verwendet.*

Ernte und Aufbereitung: *Die Pflanze wird im Spätsommer und Herbst geerntet und schonend getrocknet, ohne die Pflanze dabei direktem Sonnenlicht auszusetzen.*

Anwendungsgebiete:

- *Husten/Bronchitis,*
- *Appetitlosigkeit,*

- *Mund-Rachenraum-Entzündungen,*
- *Verdauungsstörungen.*

Inhaltsstoffe: *Schleimstoffe (mehr als die Hälfte des Flechtenkörpers besteht aus Schleimstoffen), Flechtensäuren.*

Therapeutische Wirkung: *Die Schleimstoffe wirken einhüllend und reizlindernd, die Flechtensäuren wirken appetitanregend und stimulieren die Speichelsekretion. Es konnte auch eine antimikrobielle Wirkung nachgewiesen werden.*

Gegenanzeigen: *nicht bekannt.*

Nebenwirkungen: *Bei höheren Dosen kann es zu Schleimhautreizungen kommen.*

Wechselwirkungen: *nicht bekannt.*

Art der Anwendung: *Tee, Präparate.*

Dosieranleitung: *1 bis 2 Teelöffel (1,5 bis 2,5 g) fein geschnittene Droge mit kochendem Wasser überbrühen, 10 Minuten ziehen lassen, evtl. süßen (4 bis 6 g Droge als Tagesdosis).*

Beispiele für lieferbare Präparate:

A: Extrakte werden in Kombinationspräparaten angeboten – z.B. Bronchioplant Hustensaft.
D: Isla Moos, Isla Mint, Cetraria Heel.

Anmerkung: *Die bitter schmeckenden Flechtensäuren sind nur im heißen Wasser löslich, daher besser mit kaltem Wasser für 1,5 Stunden ansetzen und erst dann anwärmen.*

Deutscher Name: *Johanniskraut*

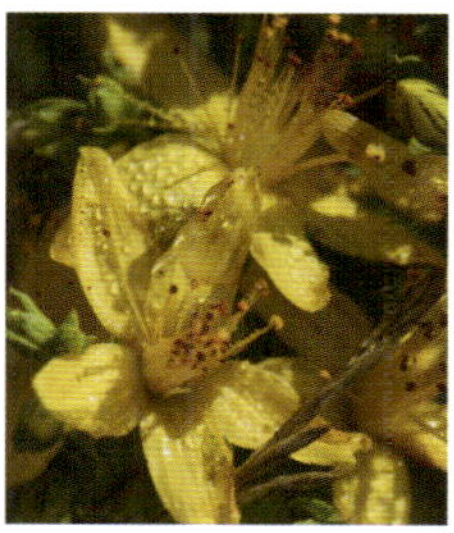

Lateinischer Name: *Hyperici herba*

Herkunft: *Die Pflanze kommt wild in ganz Europa vor und wird für den Handel in Südosteuropa kultiviert.*

Pflanzenbeschreibung: *Johanniskraut ist eine bis zu 90 cm hohe Staude, die bevorzugt an Wegrändern, Dämmen und lichten Wäldern vorkommt. Die Pflanze besitzt 5-zählige, gelbe Blüten mit auffallend langen Staubblättern.*

Verwendete Pflanzenteile: *Das ganze Kraut wird verwendet.*

Ernte und Aufbereitung: *Während der Blütezeit von Juni bis September – am besten um Johannis (24. Juni) – wird das Kraut gesammelt und getrocknet.*

Anwendungsgebiete: *Die Inhaltsstoffe wirken beruhigend, antidepressiv und angstlösend. Ölige Anwendungen wirken durch den hohen Gehalt an Flavonoiden äußerlich entzündungshemmend.*

Inhaltsstoffe: *Hypercin; Flavonoide, Gerbstoffe, ätherische Öle.*

Therapeutische Wirkung:

- *Leichte bis mittelschwere depressive Verstimmungen,*
- *Angst, Unruhe,*
- *psychovegetative Störungen,*
- *Nachbehandlung von Verletzungen und Muskelbeschwerden (äußerlich).*

Gegenanzeigen: *Die Droge sollte nicht von Patienten mit bekannter Lichtempfindlichkeit und bei schwersten Depressionen angewendet werden.*

Patienten, die blutverdünnende Medikamente vom Cumarintyp (z.B. Marcumar) oder Medikamente zur Verminderung von Immunreaktionen einnehmen müssen, sollten nicht mit dieser Droge behandelt werden.

Nebenwirkungen: *Es kann zur so genannten Photosensibilisierung kommen, d.h., bei UV und damit Sonnenbestrahlung kann es zu Hautrötungen kommen. Dieses seltene Phänomen wurden vor allem bei sehr hohen Dosierungen und äußerlichen Anwendungen beobachtet.*

Wechselwirkungen: *Es gibt Hinweise, dass antivirale Mittel (gegen Viren gerichtet), Herzmedikamente (Digitalispräparate) und Mittel zur Behandlung von Asthma (Theophyllinpräparate) in ihrer Wirkung abgeschwächt werden könnten.*

Art der Anwendung: *Tee, Presssäfte, Öle, Salben und Trockenextrakte in Kapselform.*

Dosieranleitung:

- *1 Teelöffel fein geschnittene Droge mit 1 Tasse siedendem Wasser aufgießen, 10 Minuten ziehen lassen, abseihen und morgens und abends eine Tasse trinken (2 bis 4 g Droge als Tagesdosis).*

- *2 x täglich entsprechend den Inhaltsstoffen von 4 g Droge als Kapsel oder Tablette nehmen.*
- *Mit fettem Öl aus der Droge gewonnenes Hypericumöl mehrmals täglich auftragen.*

Beispiele für lieferbare Präparate:

A: Es stehen heute eine Vielzahl von Präparaten in Kapseln und Tablettenform im Handel zur Verfügung – z.B. Esbericum Kapseln, Jarsin Dragees (rezeptpflichtig), Kira Dragees.

D: Esbericum Kapseln, Hyperforat Dragees, Laif Dragees.

Anmerkung: *Johanniskraut gilt als wichtiges Antidepressivum. Seine Wirkung zeigt es nach ca. 3 Wochen, ähnlich wie synthetische Antidepressiva.*

Deutscher Name: *Kamillenblüten*

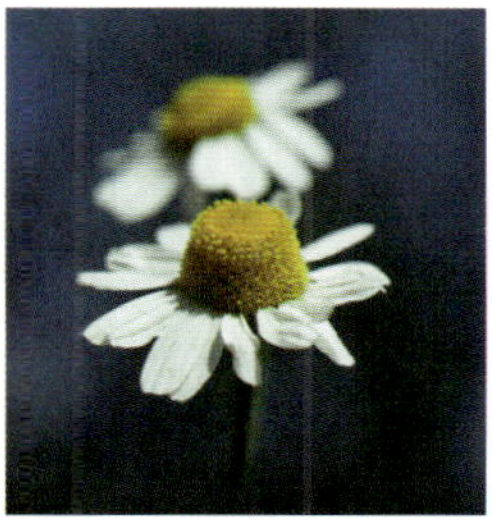

Lateinischer Name: *Matricariae flos*

Herkunft: *Die Pflanze (Matricaria recruta) wächst in ganz Europa auf Wiesen und Böschungen. Sie wird in Südamerika, im Mittelmeerraum und Südosteuropa für den Handel kultiviert.*

Pflanzenbeschreibung: *Die Kamille bildet eine bis zu 50 cm hohe Pflanze und blüht im Mai und Juni. Die Blütenköpfe bestehen aus einem Kranz weißer Strahlenblüten und rund 500 kleinen gelben röhrenförmigen Scheibenblüten.*

Verwendete Pflanzenteile: *Blütenköpfe.*

Ernte und Aufbereitung: *Die Blütenköpfe werden einige Tage nach dem Aufblühen der Pflanzen gesammelt und getrocknet.*

Anwendungsgebiete:

- *Entzündliche Darmerkrankungen und krampfartige Beschwerden im Magen-Darm-Trakt,*
- *Haut- und Schleimhautentzündungen (Zahnfleisch, Analbereich, Genitalbereich),*

- *Katarrhe der Atemwege (Inhalationen),*
- *Erkrankungen im Anal- und Genitalbereich (Spülungen, Bäder).*

Inhaltsstoffe: *Ätherische Öle – die wichtigsten Anteile ergeben eine tiefblaue Färbung, Flavonoinderivate.*

Therapeutische Wirkung: *Die Wirkstoffe der Kamille zeigen entzündungshemmende und krampflösende Wirkung und fördern die Wundheilung.*

Gegenanzeigen: *nicht bekannt.*

Nebenwirkungen: *Vorsicht bei der Anwendung am Auge, da es zu Allergien kommen kann.*

Wechselwirkungen: *nicht bekannt.*

Art der Anwendung: *Tee, Tinkturen, Öle, Salben.*

Dosieranleitung:

- *1 Esslöffel Kamillenblüten mit einer Tasse heißem Wasser übergießen und 5 bis 10 Minuten ziehen lassen, 3- bis 4-mal täglich 1 Tasse bei Magen-Darm-Erkrankungen trinken.*
- *Mit diesem Tee kann auch mehrmals täglich der Mund gespült werden.*
- *2 EL Droge mit 1 bis 2 Tassen heißem Wasser überziehen, 15 Minuten ziehen lassen und lauwarm mehrmals täglich auf den erkrankten Hautstellen als Umschlag anwenden.*
- *50 g Droge auf 10 l für Bäder.*

Beispiele für lieferbare Präparate:

A: z.B. Kamillosan Mundspray, Kamillosan Salbe, Kamillomed Mag. Kottas Tropfen.

D: Kamillosan Salbe, Sidroga Kamillenblütentee.

Deutscher Name: Kiefernnadelöl

Lateinischer Name: *Aetheroleum pini sylvestris*

Herkunft: *Die Pflanze wächst in ganz Europa, in Kleinasien und Sibirien.*

Pflanzenbeschreibung: *Die Pflanze ist ein Baum, der bis zu 30 m hoch werden kann und dessen Krone schirmförmig ist. Die Nadeln stehen zu* *zweit und sind verschieden lang, steif, gedreht, spitz, blau- oder graugrün. Die männlichen Blüten sind schwefelgelb und haben die Form von eiförmigen Kätzchen, die weiblichen sind purpurrot, lang gestielt und stehen in aufrechten, 5 bis 6 mm langen Zapfen.*

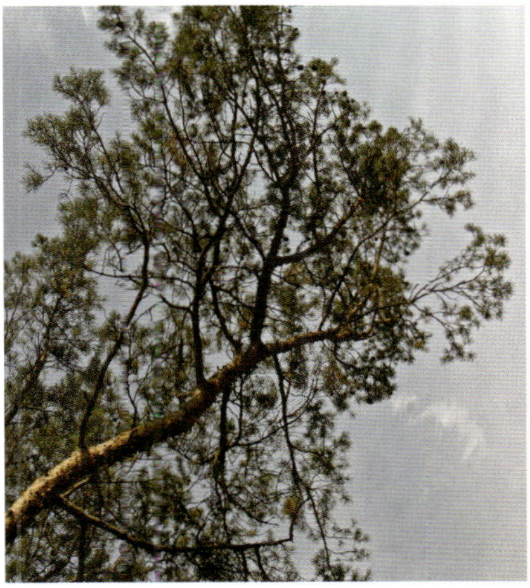

Verwendete Pflanzenteile: *Die Pflanze liefert eine Vielzahl an Produkten:*

- *aus Stämmen, Zweigen und Wurzeln gewonnener Teer,*
- *aus frischen Nadeln, Zweigspitzen oder frischen Ästen gewonnenes Öl.*

Ernte und Aufbereitung: *Die Ernte erfolgt im Frühjahr. Unter Wasserdampfdestillation wird aus den frischen Nadeln und Zweigspitzen das ätherische Öl gewonnen.*

Anwendungsgebiete:

- *Fieber, Erkältungen,*
- *Husten, Bronchitis (schleimlösend bei Störungen an der Bronchialschleimhaut),*
- *Mund- und Rachenraumentzündungen,*
- *Schnupfen,*
- *Gelenkprobleme,*
- *zur Unterstützung bei Beschwerden des rheumatischen Formenkreises.*

Inhaltsstoffe: *ätherische Öle.*

Therapeutische Wirkung: *Die Inhaltstoffe sind schleimlösend bei Störungen an der Bronchialschleimhaut und haben auch eine antibakterielle Wirkung. Bei Auftragen auf der Haut kommt es zu einer Verbesserung der Durchblutung.*

Gegenanzeigen: *Asthma bronchiale, Keuchhusten. In Bädern keine Anwendung bei größeren Hautverletzungen, akuten Hautkrankheiten, fieberhaften Erkrankungen, Herzschwäche und unbehandeltem Bluthochdruck.*

Nebenwirkungen: *Krämpfe der Bronchialmuskulatur können verstärkt werden.*

Wechselwirkungen: *nicht bekannt.*

Art der Anwendung: *Alkoholische Lösungen, Salben, Gele, Emulsionen, Öle für Einreibungen, Badezusätze, als Inhalat.*

Kosmetik: in Schaumbädern und Badesalzen.

Dosieranleitung:

- *Innere Anwendung: Tagesdosis: 5 g Droge.*
  - *Inhalation: 2 g Öl in 2 Tassen heißes Wasser geben und die Dämpfe mehrmals täglich einatmen.*
- *Äußere Anwendung*
  - *als Badezusatz: 0,025 g Droge pro Liter Wasser; Badedauer 10 bis 20 Minuten, bei Badetemperaturen von 35 bis 38 °C,*
  - *einige Tropfen auf die betroffenen Hautpartien auftragen,*
  - *Salbe: Mehrmals täglich mit einer 10 bis 50 %igen Salbe einreiben.*

Beispiele für lieferbare Präparate:

A: Anifer Kräuteröl zum Inhalieren, Piniment Kinderbalsam, Emser Nasensalbe, Luuf Balsam.

D: Aerosol Spritzer N, Tussamag Erkältungsbalsam.

Anmerkung: *Bei Hautreizungen die Anwendung sofort abbrechen.*

Deutscher Name: Knoblauchzehen

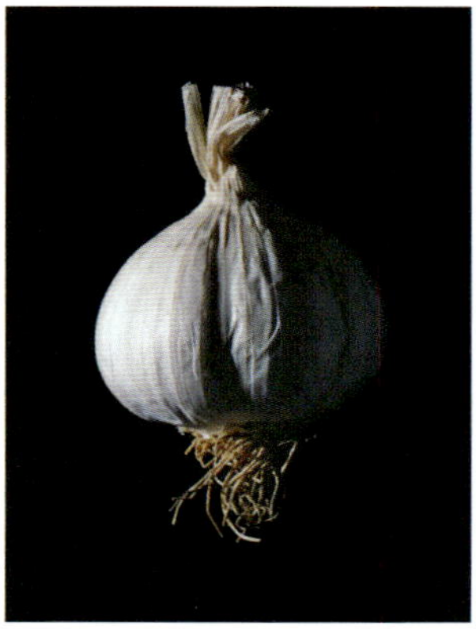

Lateinischer Name: *Alli sativii bulbus*

Herkunft: *Die Pflanze stammt ursprünglich aus Zentralasien und wird heute weltweit kultiviert.*

Pflanzenbeschreibung: *Der Knoblauch ist eine ausdauernde, 25 bis 70 cm hohe Pflanze mit aufrechtem, starrem Stängel, der bis zur Mitte beblättert ist. Die schmalen Laubblätter sind flach und ca. 4 bis 25 mm breit. Die Blüten* *sind lang gestielte, wenig blütige Scheindolden. Die Blütenblätter sind rötlich oder grünlichweiß und länger als die Staubblätter.*

Verwendete Pflanzenteile: *Die genutzten Drogen sind das Knoblauchöl, die ganze und frische Zwiebel und die getrocknete Knoblauchzwiebel.*

Ernte und Aufbereitung: *Die Ernte erfolgt im September und Oktober. Es werden Trockenpulver hergestellt sowie Destillate und Mazerate.*

Anwendungsgebiete: *Das Knoblauchöl wird zur Unterstützung diätetischer Maßnahmen bei Erhöhung der Blutfettwerte und zur Vorbeugung bei altersbedingten Gefäßveränderungen angewendet.*

Inhaltsstoffe: *Alliine, Polysacharide, Saponine.*

Therapeutische Wirkung: *Die antibakterielle Wirkung ist ausreichend belegt. Die Senkung der Blutfettwerte ist ebenfalls gut nachgewiesen. In klinischen Versuchen wurden eine Veränderung der Blutgerinnungseigenschaften nachgewiesen.*

Gegenanzeigen: *nicht bekannt.*

Nebenwirkungen: *Übelkeit, Erbrechen, Durchfälle.*

Wechselwirkungen: *Die Wirkung gerinnungshemmender Medikamente kann verstärkt werden.*

Art der Anwendung: *Ölmazerate, Knoblauchpulver und Einnahme von Fertigpräparaten.*

Dosieranleitung: *Knoblauchpulver in Dosierung von 600 bis 900 mg/Tag.*

Beispiele für lieferbare Präparate:

A: Knoblauch-Vital-Dragees Bioflora, Kwai Dragees 300 mg.

D: Beni Cur, Ilja Rogoff Forte, Sapec, Strongus.

Anmerkung:

- *Knoblauch riecht ein bisschen und wird daher von empfindlichen Menschen nicht gerne eingenommen. Knoblauchdestillationsprodukte und Knoblauchölmazerate wirken nicht so gut wie Knoblauchpulver.*
- *Die häufig angesprochene blutdrucksenkende Wirkung bedarf noch einer besseren wissenschaftlichen Abklärung, der Effekt dürfte aber gering sein.*

Deutscher Name: *Königskerze*

Lateinischer Name: *Verbascum flos*

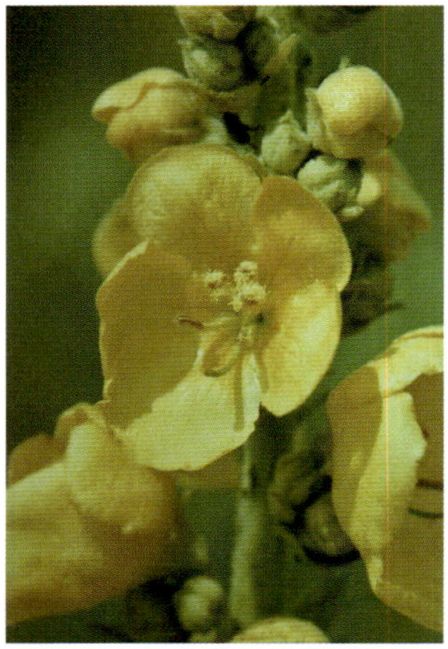

Herkunft: *Die Pflanze kommt in den gemäßigten Zonen von Europa, Asien und Nordamerika vor.*

Pflanzenbeschreibung: *Die Pflanze ist zweijährig, hat gestielte Grundblätter und wird bis zu 2 m hoch. Der Stängel ist steif aufrecht, einfach und wie die Blätter und Kelche dicht weißfilzig. Die Blätter sind klein gekerbt, die unteren länglich, die oberen eirund. Die 30 bis 35 mm im Durchmesser großen gelben Blüten stehen in ährenähnlichen Trauben.*

Verwendete Pflanzenteile: *Blüten, manchmal auch das Kraut.*

Ernte und Aufbereitung: *Zur Blütezeit (Juli und August) werden die Blüten ohne Kelch gepflückt und schonend getrocknet.*

Anwendungsgebiete: *Katarrhe der Atemwege.*

Inhaltsstoffe: *Schleimstoffe, Saponine, Invertzucker.*

Therapeutische Wirkung: *Die Wirkung als Droge, die das Abhusten von Schleimen erleichtert, wird auch als Wirkbeziehung zwischen Schleimstoffen (Abdeckung von Schleimhautschäden) und Saponinen angesehen. Weiters konnte eine entzündungshemmende Eigenschaft nachgewiesen werden.*

Gegenanzeigen: *nicht bekannt.*

Nebenwirkungen: *nicht bekannt.*

Wechselwirkungen: *nicht bekannt.*

Art der Anwendung: *Tees, in Teemischungen und anderen galensischen Darreichungen.*

Dosieranleitung: *Teezubereitung: 1,5 bis 2 g fein zerschnittene Droge werden mit kochendem Wasser übergossen, 10 bis 15 Minuten ziehen gelassen und anschließend durch ein Teesieb gegeben (1 Teelöffel = 0,5 g Droge). Tagesdosis: 3 bis 4 g Droge.*

Beispiele für lieferbare Präparate:

A: Species pectorales (Hustentee nach österreichischem Arnzeimittelbuch), Jutusin neo Hustensaft, Mag. Kottas Husten-Bronchialtee.

D: als Bestanteil in Eres N Lösung, Schlueters Tee Nr. 8.

Deutscher Name: Kürbissamen

Lateinischer Name: *Cucurbitae semen*

Herkunft: *In Amerika heimische, weltweit kultivierte Art. Der Anbau erfolgt vor allem in osteuropäischen Ländern, Österreich und Mexiko.*

Pflanzenbeschreibung: *Der Kürbis ist eine einjährige, krautige Pflanze. Der gewundene Stängel, der eine Länge von mehreren Metern erreichen kann, liegt am Boden oder rankt empor. Der Stängel trägt wechselständige fünflappige, gestielte Laubblätter mit einem unregelmäßig gezackten Rand. Die leuchtend gelben trichterförmigen Kürbisblüten besitzen eine ausgebildete Blütenkrone mit einem Durchmesser von ca. 10 cm. Die Früchte, die bis zu 500 kg schwer werden können, besitzen eine feste Schale, ihr Fruchtfleisch ist faserig angelegt. In der Mitte der Frucht sind zahlreiche Samen vorhanden.*

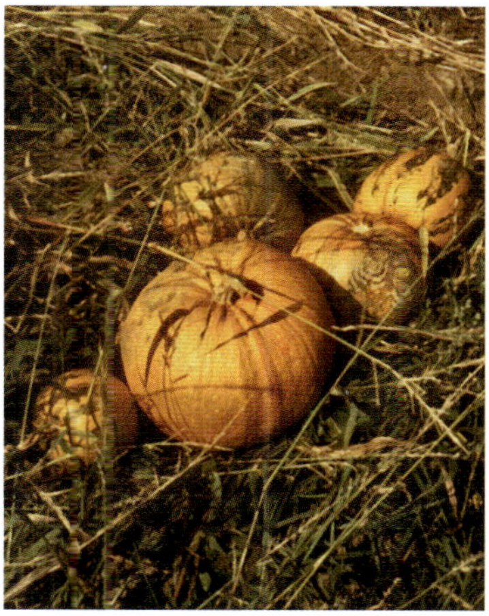

Verwendete Pflanzenteile: *Die Drogen sind die frischen und getrockneten Samen.*

Ernte und Aufbereitung: *Geerntet wird er ab Mitte September bis Ende Oktober und die Inhaltsstoffe werden vorwiegend aus dem gepressten Öl gewonnen.*

Anwendungsgebiete:

- *Beschwerden beim Harnlassen bei Männern mit einer gutartigen Prostatavergrößerung,*
- *Reizblase.*

Inhaltsstoffe: *Phytosterine.*

Therapeutische Wirkung: *Die Wirkung des Beta-Sitosterins beruht auf der Hemmung eines Enzyms, wodurch es dem Prostatawachstum entgegenwirkt.*

Gegenanzeigen: *nicht bekannt.*

Nebenwirkungen: *nicht bekannt.*

Wechselwirkungen: *nicht bekannt.*

Art der Anwendung: *Kürbiskerne, Phytopräparate.*

Dosieranleitung: *10 g zerkleinerte Samen als Tagesdosis.*

Beispiele für lieferbare Präparate:
A: In Österreich ist kein Präparat im Handel.

D: Prostafink forte Kapseln, Uvirgan mono Kapseln.

Anmerkung:

- *Der Kürbis besitzt reichlich fette Öle, vor allem die wertvolle, zweifach ungesättigte Linolsäure und wichtige Spurenelemente, wodurch es zu einem empfehlenswerten Öl in der Küche wird. Erste Untersuchungen zeigen auch einen positiven Einfluss auf den Cholesterinhaushalt.*
- *Der Verlauf der Erkrankung soll von fachärztlicher, urologischer Seite regelmäßig überwacht werden.*

Deutscher Name: *Lavendelblüten*

Lateinischer Name: *Lavendula flos*

Herkunft: *Ursprünglich kommt die Pflanze aus dem Mittelmeerraum und sie wird dort auch noch heute kultiviert (z.B. Südfrankreich).*

Pflanzenbeschreibung: *Die Pflanze wird bis zu einem halben Meter hoch, die Zweige tragen längliche, graugrüne Blätter, die am Rand gerollt sind und beidseitig eine weißfilzige Behaarung tragen. Die violetten Blüten (Blütezeit von Juli bis August) sitzen auf langem Stängel in dichten Quirlen.*

Verwendete Pflanzenteile: *Blüten.*

Ernte und Aufbereitung: *Vor dem völligen Aufblühen werden die Blüten (meist im Juli) gesammelt und getrocknet. Aus den frischen Blüten wird das ätherische Öl vor allem durch Wasserdampfdestillation gewonnen.*

Anwendungsgebiete:

- *Nervöse Unruhezustände,*
- *Einschlafstörungen,*

- *Verdauungsstörungen,*
- *Kreislaufbeschwerden,*
- *Durchblutungsstörungen der Haut (bei äußerlicher Badeanwendung).*

Inhaltsstoffe: *ätherisches Öl.*

Therapeutische Wirkung: *Bei innerlicher Anwendung kommt es zu einer leicht beruhigenden Wirkung und beim Baden zu einer Durchblutungsförderung der Haut.*

Gegenanzeigen: *nicht bekannt.*

Nebenwirkungen: *nicht bekannt.*

Wechselwirkungen: *nicht bekannt.*

Art der Anwendung: *Tee, Wasserdampfdestillationen, Badezusätze.*

Dosieranleitung:

- *1 bis 2 Teelöffel (1 bis 2 g) Lavendelblüten mit 1 Tasse Wasser heiß aufgießen und 5 Minuten ziehen lassen, abends 1 bis 2 Tassen trinken. Tagesdosis 3 bis 5 g.*
- *1 bis 4 Tropfen Lavendelöl auf ein Stück Würfelzucker vor dem Schlafengehen einnehmen.*
- *100 g Lavendelblüten auf 2 l heißes Wasser geben, kurz ziehen lassen und nach dem Abseihen zum Badewasser zugeben; vor dem Schlafengehen baden.*

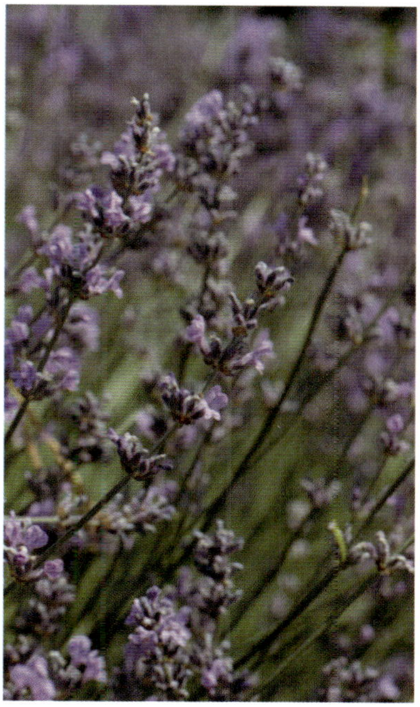

Beispiele für lieferbare Präparate:

A: Es stehen Tinkturen und Badelösungen, meist in Kombination mit anderen pflanzlichen Inhaltsstoffen, zur Verfügung, z.B. in Berggeist Rheumafluid oder Perozon Lavendelölbad, Euka Haustropfen.

D: Lavendelblütentee Aurica, Weleda Lavendel.

Deutscher Name: *Leinsamen*

Lateinischer Name: *Lini semen*

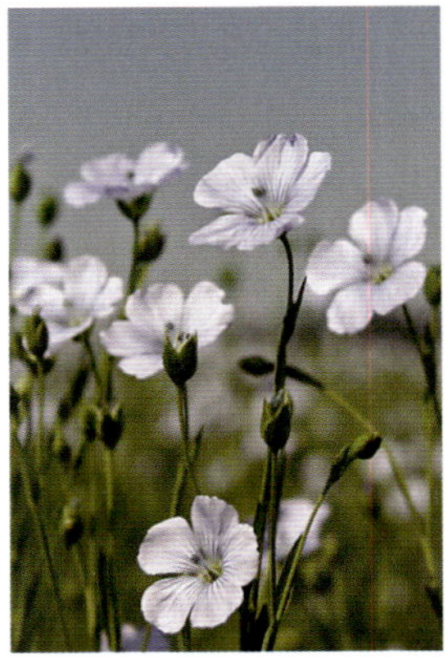

Herkunft: *Die Pflanze wird in gemäßigten und subtropischen Regionen weltweit kultiviert.*

Pflanzenbeschreibung: *Die Pflanze ist einjährig und wird 20 bis 150 cm hoch. Der Stängel ist einfach oder im oberen Teil verzweigt. Die Blätter sind schmal, glattrandig, graugrün und ungestielt. Die himmelblauen Blüten sind rispig angeordnete, lockere Trugdolden auf langen Stielen. Die Samen sind flach, braun und glänzend.*

Verwendete Pflanzenteile: *Leinsamen besteht aus den getrockneten, reifen Samen.*

Ernte und Aufbereitung: *Die reifen Samen werden durch Ausdreschen aus den Samenkapseln gewonnen.*

Anwendungsgebiete:

- *Verstopfung,*
- *Colon irritabile (funktionelle Darmbeschwerden),*
- *bei chronischen Magen- und Darmentzündungen.*

Inhaltsstoffe: *Schleimstoffe (hohes Quellvermögen), fettes Öl, Ballaststoffe, Proteine.*

Therapeutische Wirkung: *Leinsamen haben eine stuhlbeeinflussende Wirkung, da sie als Quellmittel, das infolge Volumenzunahme über einen Dehnungsreflex die Darmperistaltik anregt, abführend wirken.*

Gegenanzeigen: *Darmverschluss, Verengungen der Speiseröhre und im Magen-Darm-Bereich, akut entzündliche Erkrankungen des Magen-Darm-Traktes.*

Nebenwirkungen: *nicht bekannt.*

Wechselwirkungen: *nicht bekannt.*

Art der Anwendung: *Samen bzw. geschroteter Samen, Leinsamenschleimzubereitung und andere Darreichungsformen.*

Dosieranleitung: *2- bis 3-mal täglich 1 Esslöffel unzerkleinerten oder angestoßenen Leinsamen zusammen mit mindestens jeweils 150 ml Flüssigkeit einnehmen.*

Bei Gastritis und Enteritis: Leinsamenschleim aus 2 bis 3 Esslöffel eines geschroteten bzw. zerkleinerten Leinsamens (1 Teelöffel = 4 g, 1 Esslöffel = 10 g).

Beispiele für lieferbare Präparate:
D: Linopur, Linugran.

Anmerkung: *Bei Verwendung großer Mengen der Droge als Abführmittel kann es bei zu geringer Flüssigkeitsaufnahme zum Darmverschluss kommen.*

Deutscher Name: Lindenblüten

Lateinischer Name: *Tiliae flos*

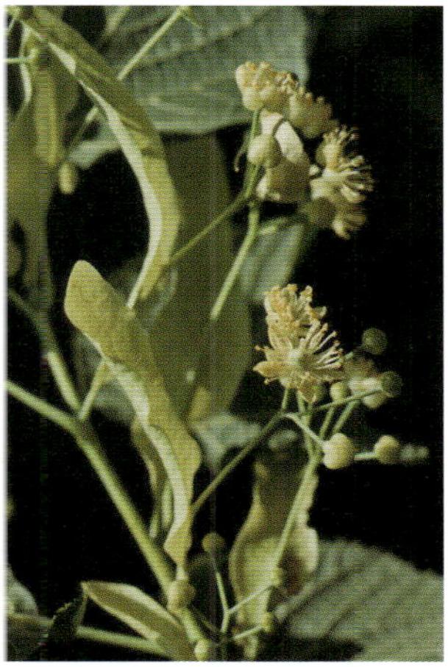

Herkunft: *Die Linde wächst in ganz Europa, die Kulturpflanzen für den Handel stammen aus China, den Balkanländern und der Türkei.*

Pflanzenbeschreibung: *Es werden die Lindenblüten sowohl der Sommer- als auch der Winterlinde verwendet. Die Linde wird bis zu 30 m hoch, der Blattrand ist gesägt, die herzförmigen Blätter sind kahl. Die grünlich-gelben Blüten sind 5-zählig mit zahlreichen Staubblättern und einem relativ großen behaarten Fruchtknoten.*

Verwendete Pflanzenteile: *Lindenblüten.*

Ernte und Aufbereitung: *Die Blütenstände werden kurz nach dem Aufblühen gesammelt und rasch getrocknet (nicht höher als 40 Grad).*

Anwendungsgebiete:

- *Katarrhe der Atemwege,*
- *trockener Reizhusten.*

Inhaltsstoffe: *Flavonoide, ätherisches Öl, Zucker-, Gerb- und Schleimstoffe.*

Therapeutische Wirkung: *Durch die Gerb- und Schleimstoffe wirkt die Droge schleimlösend. Weiters wirkt die Droge auch schweißtreibend und kann die Abwehr steigern.*

Gegenanzeigen: *nicht bekannt.*

Nebenwirkungen: *nicht bekannt.*

Wechselwirkungen: *nicht bekannt.*

Art der Anwendung: *Tee, wird oft in Teemischungen verwendet.*

Dosieranleitung: *1 Teelöffel (= 2 g) geschnittene Droge mit 1 Tasse heißem Wasser übergießen und 15 Minuten ziehen lassen, mehrmals täglich heiß trinken. Tagesdosis: 2 bis 4 g.*

Beispiele für lieferbare Präparate:

A: In Teemischungen und in Mischpräparaten – wie z.B. Aponatura Erkältungstonikum, Grippefloran Dragees, Sidroga Kindertees.

D: Balance Lindenblüten, H&S Lindenblüten, Sidroga Lindenblütentee.

Deutscher Name: Mariendistelfrüchte

Lateinischer Name: *Cardui mariae fructus*

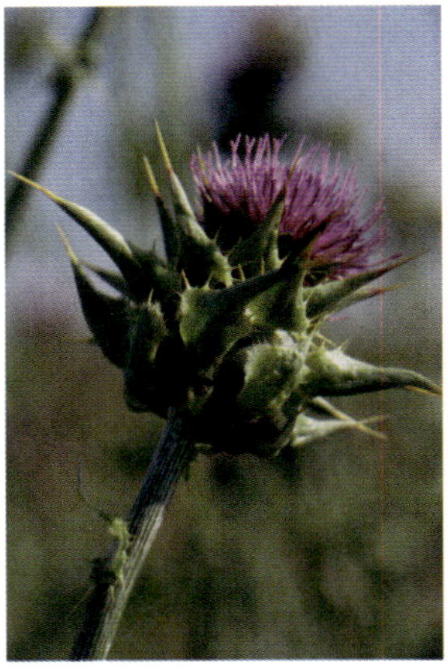

Herkunft: *Die Pflanze ist in ganz Europa heimisch.*

Pflanzenbeschreibung: *Die Pflanze wird zwischen 70 und 150 cm groß. Der Stängel ist aufrecht und die Blätter länglich. Die Blütenstände sind einzeln, darauf befinden sich große purpurrote Korbblütenköpfe.*

Verwendete Pflanzenteile: *Es werden die reifen Früchte verwendet.*

Ernte und Aufbereitung: *Die Ernte der reifen Früchte findet im September/Oktober statt.*

Anwendungsgebiete:

- *Dyspeptische Beschwerden,*
- *Leber- und Gallenbeschwerden.*

Inhaltsstoffe: *Flavonoide und Abkömmlinge, vor allem das Silymarin, Öle.*

Therapeutische Wirkung: *Das Silymarin und ähnliche Stoffe zeigen im Tierversuch eine leberschützende Wirkung und fördern die Leberzellregeneration. Weiters wird der Gallenfluss angeregt.*

Gegenanzeigen: *nicht bekannt.*

Nebenwirkungen: *nicht bekannt.*

Wechselwirkungen: *nicht bekannt.*

Art der Anwendung: *Tee, Präparate. Die Anwendung standardisierter Präparate ist eher zu empfehlen.*

Dosieranleitung:

- *3 g zerquetschte Früchte mit kaltem Wasser ansetzen, kurz aufkochen und 10 bis 20 Minuten ziehen lassen. Tagesdosis 12 bis 15 g.*
- *In Präparaten 200 bis 400 mg Silymarin pro Tag.*

Beispiele für lieferbare Präparate:

A: Apihepar Kapseln (rezeptpflichtig), Biogelat Leberschutzkapseln, Legalon Kapseln (rezeptpflichtig).

D: Hepa Loges Kapsel, Legalon Kapseln, Silymarin Stada Kapseln.

Anmerkung: *In der Intensivmedizin werden die Inhaltstoffe dieser Droge bei Knollenblätterpilzvergiftungen angewendet.*

Deutscher Name: *Melissenblätter*

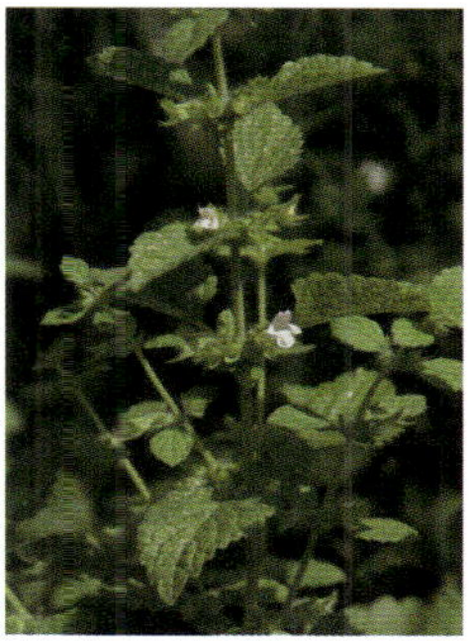

Lateinischer Name: *Melissae folium*

Herkunft: *Das Kraut stammt aus Westasien sowie dem östlichen Mittelmeerraum und wurde im 11. Jahrhundert von den Arabern nach Spanien und Europa gebracht. Die Pflanze für die Drogenbereitung wird heute meist aus Spanien und Osteuropa importiert.*

Pflanzenbeschreibung: *Die Melisse, die intensiv nach Zitronen riecht, gehört zu den Lippenblütlern. Die Pflanze kann bis zu 80 cm hoch werden und ist ein ausdauerndes Kraut mit vierkantigem Stängel. Die Blätter sind ei- bis herzförmig, die unteren Blätter lang gestielt und gesägt.*

Die Blüten sind klein und weisen je nach Alter der Blütezeit eine Farbe von schwachgelb über weiß bis leicht bläulich auf. Die Blütezeit erstreckt sich von Juli bis September.

Verwendete Pflanzenteile: *Blätter.*

Ernte und Aufbereitung: *Das Sammeln soll vor der Blütezeit erfolgen und die Blätter sollen schonend getrocknet werden. Durch Wasserdampfdestillation werden die ätherischen Öle gewonnen.*

Anwendungsgebiete:

- *Bei Nervosität und Schlafstörungen,*
- *Magen-Darm-Beschwerden – zur Unterstützung der Magenfunktion und bei Krämpfen,*
- *virushemmend.*

Inhaltsstoffe: *Zu den Inhaltsstoffen der Pflanze gehören ätherische Öle sowie Gerbstoffe, Flavonoide und Bitterstoffe.*

Therapeutische Wirkung: *Im Vordergrund steht die entspannende und krampfstillende Wirkung der Melisse. Sie wirkt auch beruhigend auf den nervösen Magen und besitzt eine windtreibende Eigenschaft. Die Pflanze enthält zudem eine antivirale Wirkung gegen das Herpes-Simplex-Virus („Fieberblasen").*

Gegenanzeigen: *nicht bekannt.*

Nebenwirkungen: *nicht bekannt.*

Wechselwirkungen: *nicht bekannt.*

Art der Anwendung: *Tee, Teemischungen, Badezusätze, Präparate.*

Dosieranleitung:

- *Melissentee: 2 Teelöffel (= 2 g) Melissenblätter mit kochendem Wasser übergießen, 10 bis 15 Minuten ziehen lassen, abseihen und abends 1 Tasse trinken.*
- *Zubereitung des Melissen-Vollbades: Ca. 60 g Melissenblätter mit einem Liter Wasser übergießen, dann kurz aufkochen lassen und nach 15 Minuten abseihen. Dieser Aufguss wird zu dem Vollbad gegeben.*

Beispiele für lieferbare Präparate:
A: Lomaherpan-Salbe für Fieberblasen, in Kombinationspräparaten zur Beruhigung und zur Förderung des Schlafes – z.B. Mag. Doskars Nerven-

tonikum, Plantival novo Dragees sowie in Teemischungen.

D: Gastrovegetalin Kapseln, Sedacur forte Beruhigungsdragees, Lomaherpan Creme.

***Anmerkung:** Die Kombination mit anderen beruhigenden Drogen ist sinnvoll.*

***Deutscher Name:** Mistel*

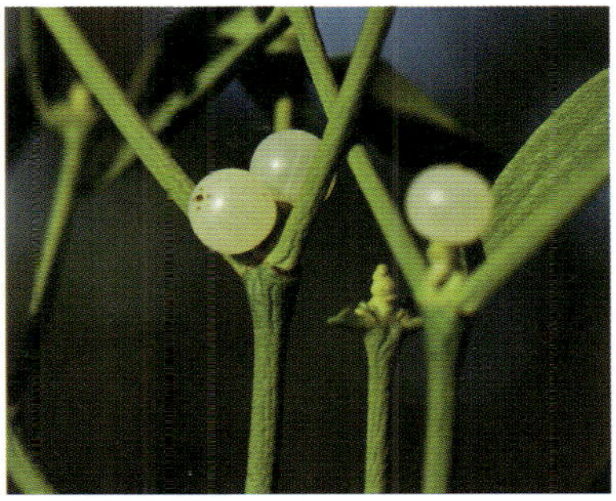

***Lateinischer Name:** Visci herba*

***Herkunft:** Die Pflanze wächst in ganz Europa sowie Kleinasien und wird in Mitteleuropa und China kultiviert.*

***Pflanzenbeschreibung:** Die Pflanze ist ein auf Laubbäumen wachsender halbschmarotzender Busch mit 30 bis 80 cm im Durchmesser. Die Zweige sind mehrfach verästelt, an den Gelenken knotig verdickt. Die Blätter sind gegenständig, ungestielt, lanzettlich, ledrig und immergrün. Die Blüte ist gelblichgrün und kommt in unscheinbaren 3- bis 5-blütigen Büscheln vor.*

***Verwendete Pflanzenteile:** Drogen sind die vor der Fruchtbildung gesammelten Blätter und Zweige, das von bestimmten Wirtspflanzen geerntete frische Kraut, frische, im Herbst geerntete beblätterte Sprossen und Früchte.*

***Ernte und Aufbereitung:** Sammlung aus Wildbeständen im Frühjahr, Lufttrocknung oder Trocknung in Trocknungsanlagen bei maximal 40 °C.*

***Anwendungsgebiete:** unterstützende Therapie bei Tumorerkrankungen.*

***Inhaltsstoffe:** Lectine, Viscotoxine, Polysaccharide, Flavonoide.*

***Therapeutische Wirkung:** In den letzen Jahren wurden intensive Untersuchungen über die Wirksamkeit von Mistelpräparaten bei Tumorerkrankungen durchgeführt. Gesichert ist, dass durch Mistelpräparate die Nebenwirkungen von Tumortherapien (z.B. Chemotherapie) besser vertragen werden und die Lebensqualität der Patienten deutlich erhöht wird. Untersuchungen stellen auch die Wirkungen auf das Immunsystem gut dar.*

Gegenanzeigen: *chronische Infektionen, z.B. Tuberkulose, hoch fieberhafte Zustände.*

Nebenwirkungen: *Bei Injektion von Mistelextrakten können örtliche Reaktionen (Quaddelbildung), Schüttelfrost, Fieber, Kopfschmerzen und allergische Reaktionen auftreten.*

Wechselwirkungen: *nicht bekannt.*

Art der Anwendung: *Mistelpräparationen.*

Dosieranleitung: *Je nach Tumorform und Präparat sind spezifische Dosierungen nötig. Nach heutigem Wissen scheint der Einsatz von Tee nicht zielführend.*

Beispiele für lieferbare Präparate:

A: Helixor Ampullen, Isorel Ampullen, Eurixor Ampullen (alle rezeptpflichtig).

D: Helixor, Iscador, Lektinol.

Anmerkung:

- *Die Misteltherapie bei Tumoren gehört in die Hand eines erfahrenen Arztes.*
- *Die Wirksamkeit der Mistel bei anderen Beschwerden ist derzeit nicht ausreichend wissenschaftlich belegt.*

Deutscher Name: *Mönchspfeffer (Keuschlammstrauch)*

Lateinischer Name: *Agni castus fructus*

Herkunft: *Die Pflanze ist im gesamten Mittelmeerraum bis Asien als Wildpflanze verbreitet. Kultiviert wird die Pflanze in Marokko und in Südosteuropa.*

Pflanzenbeschreibung: *Die Pflanze ist ein 1 bis 6 m hoher Strauch mit graufilzigen jungen Zweigen. Die Blätter sind sommergrün, lang gestielt, fingerförmig geteilt und mit bis zu 10 cm langen Fiederblättchen versehen. Die meist blau gefärbten Blüten sind mit 8 bis 10 cm relativ groß und bilden ährenartige Blütenstände. Die Frucht ist eine kugelige bis längliche 3 bis 4 mm große Steinfrucht.*

Verwendete Pflanzenteile: *Es werden die reifen, getrockneten Früchte und die getrockneten Blätter verwendet.*

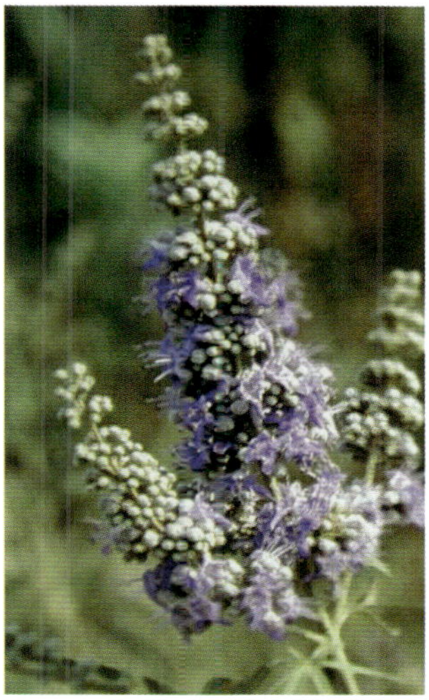

Ernte und Aufbereitung: *Die Pflanze wird zur Blütezeit im Herbst geerntet.*

Anwendungsgebiete:

- *Wechselbeschwerden,*
- *Regelbeschwerden,*
- *prämenstruelles Syndrom.*

Inhaltsstoffe: *Glykoside, Flavonoide, ätherisches Öl, fettes Öl.*

Therapeutische Wirkung: *In Tierexperimenten konnte nachgewiesen werden, das die Freisetzung des Hormons, das für die Bildung von Muttermilch nötig ist (Prolaktin), unterdrückt wird.*

Es bessert die Begleiterscheinungen des prämenstruellen Syndroms.

Gegenanzeigen: *Schwangerschaft, Stillzeit.*

Nebenwirkungen: *Manchmal werden Ausschläge bei Verwendung der Droge beobachtet, die Anwendung soll dann sofort abgebrochen werden.*

Wechselwirkungen: *nicht bekannt.*

Art der Anwendung: *Die Pflanze wird nicht als Teedroge verwendet, es sind wässrig-alkoholische Auszüge aus den zerkleinerten Früchten und ihren Zubereitungen in Verwendung.*

Dosieranleitung: *Tagesdosis 30 bis 40 mg Droge in Form von wässrig-alkoholischen Extrakten.*

Beispiele für lieferbare Präparate:

A: Agnucaston Tropfen, Agnumens Tropfen (Rezeptpflicht).

D: Agno Sabona Tropfen, Agnucaston Tropfen, Agnolyt.

Anmerkung:

- *Bei Regelbeschwerden sollte primär eine gynäkologische Aufklärung angestrebt werden, um etwaige behandlungsbedürftige Veränderungen ausschließen zu können. Erst dann sollte eine Behandlung mit Mönchspfeffer angestrebt werden.*
- *Eine Wirkung kann erst nach mehreren Wochen zu erwarten sein und die Behandlung sollte mindestens ein halbes Jahr lang erfolgen.*

Deutscher Name: Orthosiphonblätter

Lateinischer Name: *Orthosiphonis folium*

Herkunft: *Die Pflanze wächst in den tropischen Regionen von Asien und Australien, von wo sie auch importiert wird.*

Pflanzenbeschreibung: *Die Pflanze ist ein 40 bis 80 cm hohes Kraut. Die Blätter sind etwa 75 mm lang, meist kurz gestielt, eiförmig-lanzettlich mit unregelmäßig grob gesägtem Rand. Die Blattoberseite ist bräunlich-grün. Die blau bis hellviolett gefärbten Blüten sind in einem Quirl angeordnet.*

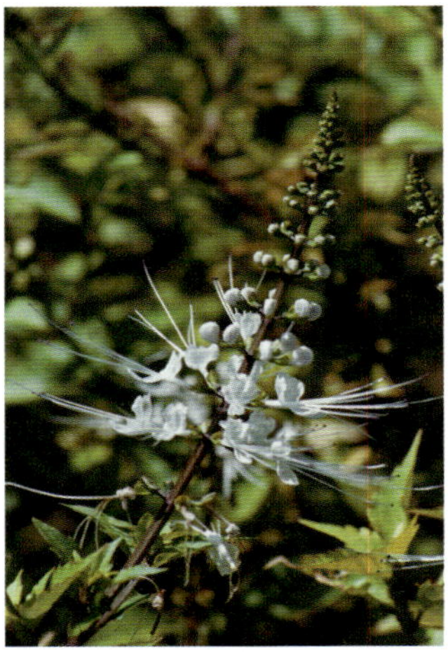

Verwendete Pflanzenteile: *Die Blätter werden als Aufguss oder Extrakt angewendet.*

Ernte und Aufbereitung: *Die Blätter werden kurz vor der Blütezeit geerntet und im Schatten getrocknet.*

Anwendungsgebiete:

- *Durchspülungstherapie bei entzündlichen Erkrankungen der ableitenden Harnwege,*
- *Nierengrieß (auch vorbeugend).*

Inhaltsstoffe: *ätherische Öle, Flavonoide, Saponine, Kaffeesäurederivate.*

Therapeutische Wirkung: *Die Droge führt zu einer vermehrten Harnausscheidung. Weiters besitzt die Droge eine krampflösende und antimikrobielle Eigenschaft.*

Gegenanzeigen: *nicht bekannt.*

Nebenwirkungen: *nicht bekannt.*

Wechselwirkungen: *nicht bekannt.*

Art der Anwendung: *Tee, Teemischungen, Fertigpräparate*

Dosieranleitung: *Tee: Die Droge mit 150 ml heißem Wasser übergießen, 15 Minuten ziehen lassen und dann abseihen. Tagesdosis: 6 bis 12 g Droge.*

Beispiele für lieferbare Präparate:

A: Aponatura Nieren- und Blasenkapseln, Solubitrat tassenfertiger Tee.

D: Carito mono Kapseln, Diurevit mono Kapseln, Nierentee 2000, Indischer Nierentee.

Anmerkung:

- *Auf ausreichende Flüssigkeitszufuhr von mindestens 2 l/Tag ist zu achten.*
- *Die Droge eignet sich nicht zur Entwässerungstherapie bei Ödemen in Folge eingeschränkter Herz- und Nierentätigkeit.*

Deutscher Name: Passionsblume

Lateinischer Name: *Passiflora incarnata*

Herkunft: *Die Passionsblume ist ein windendes Gewächs aus Südamerika und Ostindien. Sie wird auch bei uns an Veranden und warmen Hauswänden gern als Zierpflanze gezogen.*

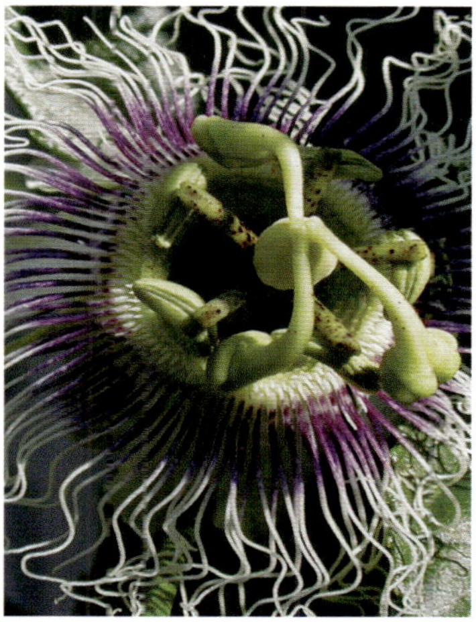

Pflanzenbeschreibung: *Der Fadenkranz in der Blüte wird mit einer Dornenkrone verglichen und hat der Pflanze den Namen gegeben. Die gestielten Blüten haben einen Durchmesser von ca. 8 cm. Die Blütenblätter sind weiß, fleischrot oder fast violett gefärbt.*

Verwendete Pflanzenteile: *Als Droge werden nur die oberirdischen Anteile der Pflanze verwendet.*

Ernte und Aufbereitung: *Zur Blütezeit wird die ganze Pflanze geerntet und schonend getrocknet.*

Anwendungsgebiete: *nervöse Unruhezustände.*

Inhaltsstoffe: *Passiflorin (Alkaloid), geringe Mengen ätherisches Öl, Flavonoide (Vitexin).*

Therapeutische Wirkung: *Die Passionsblume hilft bei Angstzuständen, Schlaflosigkeit und Erschöpfung. Außerdem hat sie ihren Einsatz bei Beschwerden im Klimakterium, wenn diese mit Nervosität verbunden sind.*

Gegenanzeigen: *nicht bekannt.*

Nebenwirkungen: *nicht bekannt.*

Wechselwirkungen: *nicht bekannt.*

Art der Anwendung: *Tee, Teemischungen, Präparate.*

Dosieranleitung: Anwendung als Tee: *Zur innerlichen Anwendung wird 1 Teelöffel (= 2 g) getrocknete Pflanze mit ca. 100 ml kochendem Wasser übergossen und vor dem Schlafengehen oder bei Bedarf getrunken. Tagesdosis: 4 bis 8 g.*

Beispiele für lieferbare Präparate:

A: Die Droge wird unter anderem in Kombinationspräparaten und in Einzelpräparaten angeboten – z.B. Nervenruh forte Dragees, Passedan Tropfen, Passiflora Kapseln.

D: Beruhigungsdragees ALS, Passiflora Alsitan.

Deutscher Name: *Pfefferminze*

Lateinischer Name: *Menthae piperitiae folium*

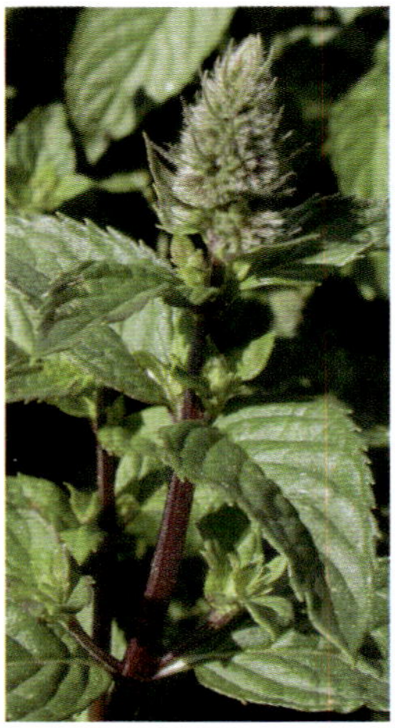

Herkunft: *Die Pflanze ist in ganz Europa und Nordamerika anzutreffen und wird häufig kultiviert.*

Pflanzenbeschreibung: *Die Pflanze ist 50 bis 90 cm hoch. Die Laubblätter sind länglich-eiförmig bis lanzettlich. Die Blüten sind Scheinähren dicht mit unauffälligen Tragblättern. Die Blütenkrone ist violett.*

Verwendete Pflanzenteile: *Die Drogen sind das aus den blühenden, oberirdischen Teilen gewonnene Öl bzw. die getrockneten und frischen Blätter.*

Ernte und Aufbereitung: *Eine mehrmalige Ernte im Jahr ist möglich, die Blattausbeute und der Ölgehalt der Droge sind bei einem Schnitt kurz vor dem Aufblühen am höchsten.*

Anwendungsgebiete:

- *Krampfartige Beschwerden im Magen-Darm-Trakt und den Gallenwegen,*
- *Katarrhe der oberen Luftwege.*

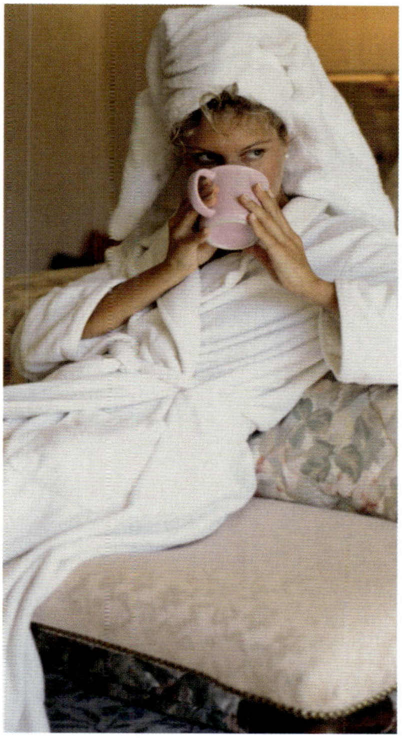

Inhaltsstoffe: *ätherische Öle (z.B. Menthol), Gerbstoffe, Flavonoide.*

Therapeutische Wirkung: *Die Droge wirkt krampflösend auf die glatte Muskulatur des Magen-Darm-Traktes. Weiters wird der Gallenfluss angeregt und die Droge wirkt verdauungsfördernd. Zudem konnte in Untersuchungen auch eine antibakterielle und entzündungshemmende Wirkung nachgewiesen werden.*

Gegenanzeigen: *Bei Gallensteinen ist vor der Anwendung der Arzt zu konsultieren.*

Nebenwirkungen: *nicht bekannt.*

Wechselwirkungen: *nicht bekannt.*

Art der Anwendung: *Zerkleinerte Droge für Aufgüsse, Auszüge aus Pfefferminzblättern.*

Dosieranleitung: *Teezubereitung: 1 Esslöffel Droge mit 150 ml heißem Wasser übergießen, 5 bis 10 Minuten ziehen lassen dann abseihen. Tagesdosis: 3 bis 6 g Droge.*

Beispiele für lieferbare Präparate:

A: Biostrath Leber-Gallentropfen, Mag. Kottas Leber-Gallentee.

D: Euminz Applikator, Pfefferminzblättertee Bombastus, Sidroga Pfefferminztee.

Deutscher Name: *Ringelblume*

Lateinischer Name: *Calendulae flos*

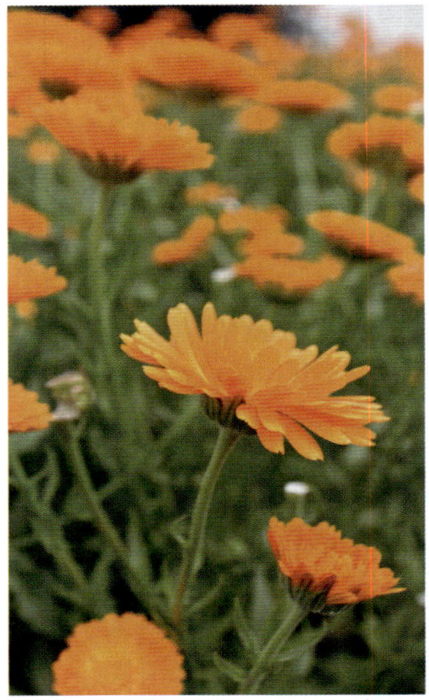

Herkunft: *Die Pflanze (Calendula officinalis), die in Europa und dem Mittelmeerraum heimisch ist, wird als ein- bis zweijährige Pflanze in Gärten und Arzneipflanzenkulturen gezogen.*

Pflanzenbeschreibung: *Bis zu 70 cm hohe Pflanze mit fein behaarten Blättern und Stängel mit hell leuchtenden, gelbroten Blütenköpfen (ca. 4 cm im Durchmesser). Blütezeit von Juni bis Oktober.*

Verwendete Pflanzenteile: *Strahlenblütenblätter und ganze Blüten.*

Ernte und Aufbereitung: *In der Blütezeit werden die Blüten gesammelt und rasch getrocknet.*

Anwendungsgebiete:

- *Entzündliche Veränderungen der Mund- und Rachenschleimhaut,*
- *Wunden mit schlechter Heilungstendenz, z.B. Ulcus cruris (Beingeschwüre).*

Inhaltsstoffe: *Flavonoide, Saponine.*

Therapeutische Wirkung: *Die Inhaltsstoffe der Pflanze haben entzündungshemmende sowie wundheilungsfördernde Wirkung.*

Gegenanzeigen: *keine bekannt.*

Nebenwirkungen: *keine bekannt.*

Wechselwirkungen: *keine bekannt.*

Art der Anwendung: *Teedroge zur äußeren Anwendung, Tinkturen, in Salben und Spüllösungen.*

Dosieranleitung: *ca. 1 bis 2 g Blüten werden mit rund 150 ml kochendem Wasser überbrüht, nach 10 Minuten wird der Tee abgeseiht. Der Tee wird für Umschläge und Mundspülungen verwendet und mehrmals täglich angewendet.*

Beispiele für lieferbare Präparate: *Es stehen Tinkturen im Handel zur Verfügung, von denen für Umschläge und Spülungen 1 bis 2 Teelöffel auf ¼ bis ½ l Wasser anzuwenden sind.*

A: keine registrierten Arzneimittel.

D: Dr. Theiss Ringelblumensalbe, Viva Ringelblumensalbe.

Anmerkung:

- *Tee und Tinkturen werden vor allem äußerlich angewendet.*
- *Wegen seiner hübschen Farbe wird die Droge manchen Teemischungen als Hilfsstoff (Schmuckdroge) beigesetzt.*
- *In der Naturmittelkosmetik wird die Droge wieder verstärkt eingesetzt.*

Deutscher Name: *Rosmarinblätter*

Lateinischer Name: *Rosmarini folium*

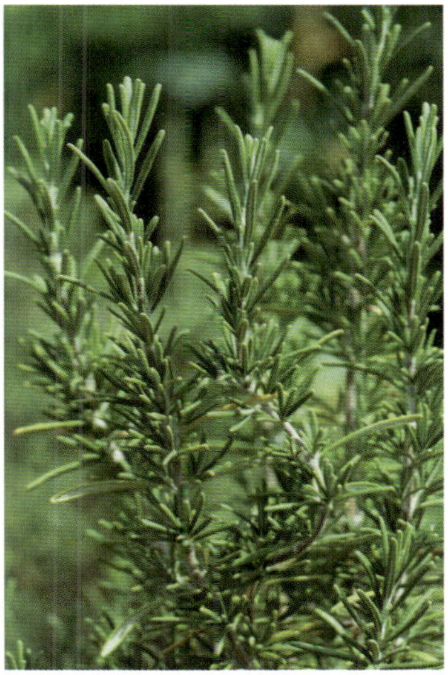

Herkunft: *Die Pflanze wächst im gesamten Mittelmeerbereich, findet sich aber auch in Asien und wird heute in vielen Teilen der Welt kultiviert. In unseren Regionen stammt die Droge vor allem aus Marokko, Spanien, Tunesien und Frankreich.*

Pflanzenbeschreibung: *Die Pflanze ist ein immergrüner, verzweigter Halbstrauch bis 1,50 m Höhe mit aufrechten, braunen Zweigen. Die Blätter sind länglich, ledrig, ganzrandig, hellgrün. Die Blütenkrone ist 10 bis 12 mm groß, bläulich, selten rosa oder weiß.*

Verwendete Pflanzenteile: *Es werden die blühenden, getrockneten Zweigspitzen und die getrockneten Blätter verwendet.*

Ernte und Aufbereitung: *Die Blätter werden vor der Blütezeit (März bis Mai) geerntet und dann schonend getrocknet.*

Anwendungsgebiete:

- *Dyspeptische Beschwerden,*
- *Kreislaufschwäche,*
- *zur unterstützenden Therapie bei rheumatischen Beschwerden – bei äußerlicher Anwendung.*

Inhaltsstoffe: *ätherische Öle, Bitterstoffe.*

Therapeutische Wirkung: *Tierexperimentell wurden krampflösende Wirkungen an den Gallenwegen und am Dünndarm beobachtet. Weiters gibt es eine herzkraftsteigernde Wirkung und kann zu einer Verbesserung der Durchblutung der Herzkranzgefäße steigern. Beim Menschen bewirkt Rosmarinöl bei äußerer Anwendung eine Förderung der Hautdurchblutung.*

Gegenanzeigen: *Von der Anwendung bei Schwangerschaft wird abgeraten.*

Nebenwirkungen: *nicht bekannt.*

Wechselwirkungen: *nicht bekannt.*

Art der Anwendung: *nicht bekannt.*

Dosieranleitung:

- *Teezubereitung: 2 g fein geschnittene Droge werden mit kochendem Wasser übergossen, nach 15 Minuten abseihen (1 Teelöffel = 2 g Droge). Tagesdosis: 4 bis 6 g Droge.*
- *Äußere Anwendung als Badezusatz: 50 g Droge auf 1 Liter Wasser heiß aufgießen und in ein Voll- oder Sitzbad geben.*

Beispiele für lieferbare Präparate:

A: Berggeist Rheumafluid, Rowalind Einreibung, Aponeutura Kreislauftonikum, Neuners Kräuertee.

D: Kneipp Rosmarin Pflanzensaft, Weleda Rosmarin Salbe, Perozon Rosmarin.

Deutscher Name: *Rosskastanien*

Lateinischer Name: *Hypocastani semen*

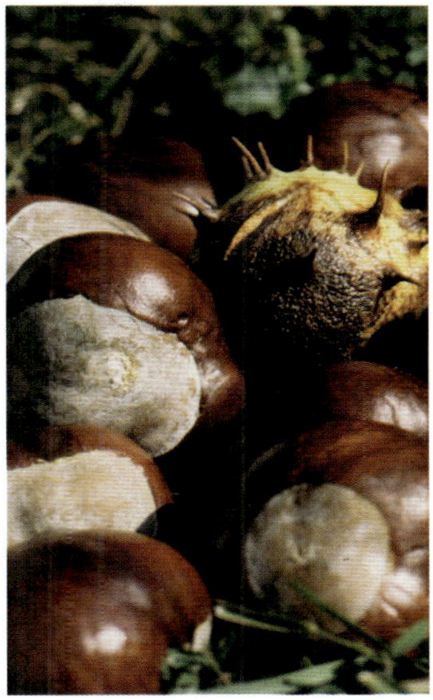

Herkunft: *Die Pflanze kommt in ganz Europa und in Kleinasien vor.*

Pflanzenbeschreibung: *Die Pflanze ist ein bis 35 m hoher sommergrüner Baum mit großer, dicht belaubter Krone. Die Laubblätter sind 5- bis 7-zählig gefingert und sitzen auf bis 20 cm langen Stielen. Die Blüten sind steif aufrechte, weiße Rispen mit 5 Kronblättern mit anfänglich gelbem, später rotem Fleck.*

Verwendete Pflanzenteile: *Samen und Blätter.*

Anwendungsgebiete: *Venenerkrankungen.*

Inhaltsstoffe: *Saponine – vor allem das Aescin.*

Therapeutische Wirkung: *Die Inhaltsstoffe weisen eine gefäßabdichtende und abschwellende Eigenschaft auf. Der venöse Rückfluss wird gefördert und die Verbesserung von Symptomen der chronischen Venenschwäche konnte in Untersuchungen nachgewiesen werden.*

Gegenanzeigen: *nicht bekannt.*

Nebenwirkungen: *Bei Personen mit Magenempfindlichkeit kann es zu Magenproblemen kommen. Vorsicht bei Patienten mit Nierenfunktionseinschränkungen.*

Wechselwirkungen: *nicht bekannt.*

Art der Anwendung: *flüssige und feste Zubereitungen.*

Dosieranleitung: *Tagesdosis: 100 mg Aescin entsprechend 2 x täglich 250 bis 312,5 mg Extrakt in retardierter Darreichungsform.*

Beispiele für lieferbare Präparate:

A: Venosin Salbe, Venosin Kapseln, Reparil Dragees (rezeptpflichtig).

D: Venotrulan N Tropfen, Aescorin forte Kapseln, Venostatin Salbe.

Anmerkung: *Bei Venenleiden sollen Medikamente in Kombination mit klassischen Maßnahmen wie regelmäßiges Hochlagern der Beine, Vermeiden von langem Stehen, Tragen von Stützstrümpfen, kalte Beingüsse, regelmäßige Bewegung und Venengymnastik angewendet werden.*

Deutscher Name: *Sägepalme*

Lateinischer Name: *Sabal fructus*

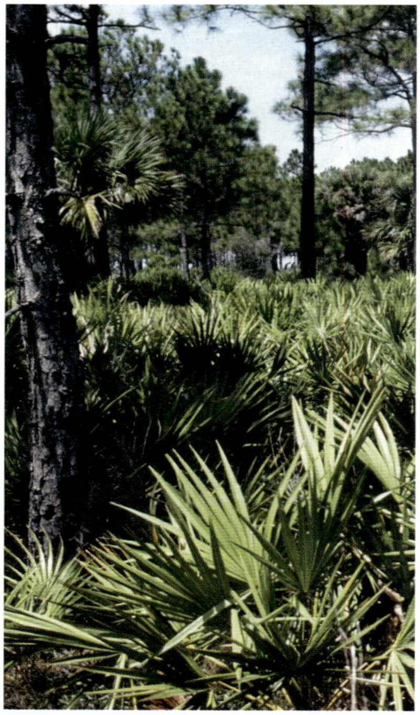

Herkunft: *Die Pflanze kommt aus Florida und anderen Küstenprovinzen der USA.*

Pflanzenbeschreibung: *Bei der Pflanze handelt es sich um eine strauchige Palme, die bis zu 8 m hoch wird und deren Blätter eine Krone bilden. Die cremefarbenen Blüten stehen in kurzen, rispig verzweigten Blütenständen, aus denen sich etwa 3 cm große, einsamige Beeren entwickeln. Der harte Samen ist blassbraun.*

Verwendete Pflanzenteile: *Als Droge werden die Früchte verwendet.*

Herkunft der Drogen: *Sie kommen vor allem aus Wildbeständen in den USA.*

Ernte und Aufbereitung: *Die reifen Früchte, die die Größe von Oliven haben, werden nach der Ernte getrocknet oder frisch zu Arzneimitteln verarbeitet.*

Anwendungsgebiete: *Beschwerden beim Harnlassen, bei Reizblase und gutartigen Prostatavergrößerungen im Anfangsstadium.*

Inhaltsstoffe: *Fettsäuren, Flavonoide.*

Therapeutische Wirkung: *Es konnte in Untersuchungen eine Verbesserung der Durchflussraten des Harns nachgewiesen werden. Weiters kann die Notwendigkeit häufigen Wasserlassens reduziert werden.*

Gegenanzeigen: *nicht bekannt.*

Nebenwirkungen: *nicht bekannt.*

Wechselwirkungen: *nicht bekannt.*

Art der Anwendung: *Fertigpräparate.*

Dosieranleitung: *Tagesdosis: 1 bis 2 g Droge oder 320 mg lipophiler Drogenauszug.*

Beispiele für lieferbare Präparate:

A: Prosta Urgenin Kapseln, Prostagutt Kapseln (Rezeptpflicht).

D: Prostaurgenin Uno-Kapseln, Prostagutt-mono/uno.

Anmerkung: *Die Prostatavergrößerung wird durch die Droge nicht ursächlich beeinflusst. Der Verlauf der Erkrankung soll von fachärztlicher, urologischer Seite regelmäßig überwacht werden.*

Deutscher Name: *Salbeiblätter*

Lateinischer Name: *Salviae folium*

Herkunft: *Die Pflanze ist im Mittelmeerraum heimisch und wird in ganz Europa kultiviert. Die meisten Drogenimporte stammen aus Südosteuropa.*

Pflanzenbeschreibung: *Die Pflanze ist ein Halbstrauch mit einer Höhe bis zu 60 cm. Der Stängel ist aufrecht und die Blätter sind länglich, gestielt, derb und zum Teil wintergrün. Die mittelgroßen hellvioletten, weißlichen oder rosa Lippenblüten stehen in 6- bis 12-blütigen Scheinquirlen.*

Verwendete Pflanzenteile: *Es werden die Blätter und Blüten sowie das aus den Blüten und Stängeln gewonnene Öl verwendet.*

Ernte und Aufbereitung: *Die Blüten und Blätter werden zur Blütezeit zwischen Juli und August geerntet und schonend getrocknet.*

Anwendungsgebiete:

- *Mund- und Rachenraumentzündung,*
- *Appetitlosigkeit,*
- *übermäßiges Schwitzen.*

Inhaltsstoffe: *Ätherische Öle, Tripene, Flavinoide, Gerbstoffe.*

Therapeutische Wirkung: *Die in der Pflanze enthaltenen Öle wirken gegen Keime. Die enthaltenen Flavonoide wirken krampflösend und gallenflussanregend. Die Gerbstoffe wirken entzündungshemmend, hemmen die Schweißproduktion und führen zur Abheilung von Entzündungen der Schleimhaut.*

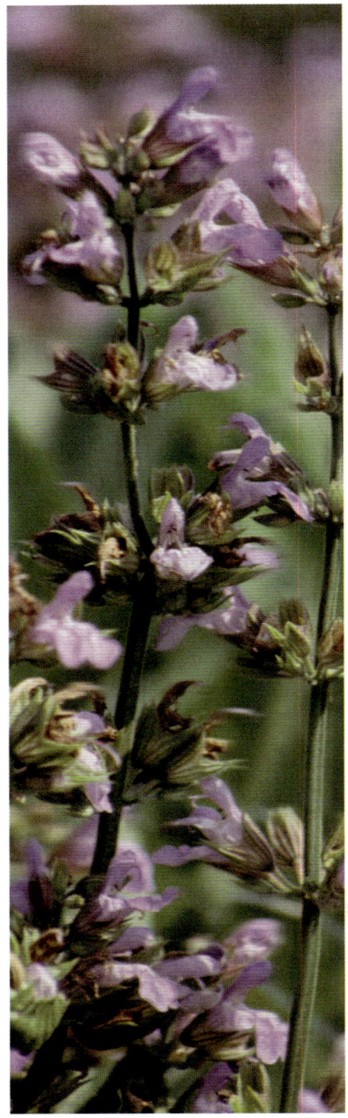

Gegenanzeigen: *Das ätherische Öl sollte nicht während der Schwangerschaft verwendet werden.*

Nebenwirkungen: *Bei bestimmungsgemäßer Anwendung sind keine Nebenwirkungen bekannt. Bei Überdosierung und Langzeitanwendung des ätherischen Öls können Hitzegefühle, Herzrasen und Schwindelanfälle auftreten.*

Wechselwirkungen: *nicht bekannt.*

Art der Anwendung: *Tees, Präparate.*

Dosieranleitung: *1 bis 2 g Droge auf 150 ml heißem Wasser, 15 Minuten ziehen lassen, mehrmals täglich 1 Tasse trinken. Bei Magen-Darm-Beschwerden sollte der Tee 30 Minuten vor den Mahlzeiten getrunken werden.*

Für Aufgüsse zum Gurgeln/Mundspülen 2,5 g Droge auf 100 ml heißem Wasser, 15 Minuten ziehen lassen. Mehrmals täglich gurgeln.

Beispiele für lieferbare Präparate:

A: Als Bestandteil von Mundwässern z.B. Paradontax med Mundwasser Konzentrat, Rachentherapeutika wie z.B. Cional Kreussler Tropfen oder Salbei Halspastillen.

D: H&S Salbeiblätter Tee, Swetosan.

Deutscher Name: *Schachtelhalmkraut*

Lateinischer Name: *Equisetum herba*

Herkunft: *Die Pflanze wächst in ganz Europa, Asien und Nordamerika und die Droge wird aus Südosteuropa und China importiert.*

Pflanzenbeschreibung: *Der Ackerschachtelhalm weist eine botanische Besonderheit auf, denn er wächst im Jahr in zwei Formen: Zwischen März und April entwickeln sich rotbraune, 20 cm hohe einfache Stängel, die in mehreren Stockwerken braune, quirlig angeordnete, an der Spitze schwarze, trockenhäutige Blätter haben und an der Spitze in ährenähnlicher Anordnung die Sporenbehälter tragen. Im Mai und Juni erscheint die sterile Sommerform. Die 10 bis 14 cm hohen Stängel tragen, an den Knoten quirlig angeordnet, zahlreiche Äste.*

Verwendete Pflanzenteile: *Der frische sterile Spross.*

Ernte und Aufbereitung: *Die Pflanze wird im Sommer gesammelt und zum Trocknen aufgehängt.*

Anwendungsgebiete:

- *Harnwegsinfekt,*
- *Nieren- und Blasensteine.*

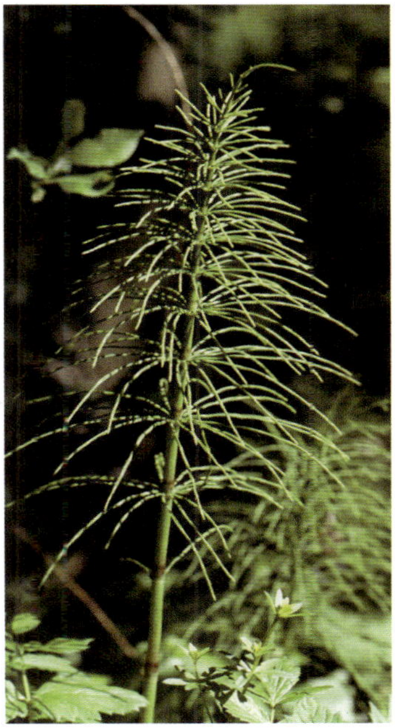

Inhaltsstoffe: *Flavonoide, Kieselsäure.*

Therapeutische Wirkung: *Die Droge wirkt harntreibend und krampflösend.*

Gegenanzeigen: *nicht bekannt.*

Nebenwirkungen: *nicht bekannt.*

Wechselwirkungen: *nicht bekannt.*

Art der Anwendung: *Tee, Teemischungen, Fertigpräparate.*

Dosieranleitung: *2 bis 3 g (1 TL = 1 g) Droge mit 150 bis 200 ml Wasser 5 Minuten lang kochen, dann 10 bis 15 Minuten ziehen lassen, mehrmals täglich zwischen den Mahlzeiten trinken. Tagesdosis: 6 g Droge.*

Beispiele für lieferbare Präparate:

A: Die Droge wird in Teemischungen angeboten – z.B. Mag. Kottas Entwässerungstees und in flüssiger Form angeboten – z.B. St. Radegunder Entwässerungselixier.

D: Schachtelhalmtee Aurica, Sidroga Zinnkrauttee.

Anmerkung:

- *Zur Ausschwemmung von Ödemen infolge von eingeschränkter Nieren- und Herzfunktion nicht geeignet.*
- *Da die Pflanze leicht mit für die Gesundheit beeinträchtigenden Arten verwechselt werden kann, sollte sie nicht selbst gesammelt, sondern im Fachhandel erworben werden.*

Deutscher Name: *Schafgarbe*

Lateinischer Name: *Millefolium herba*

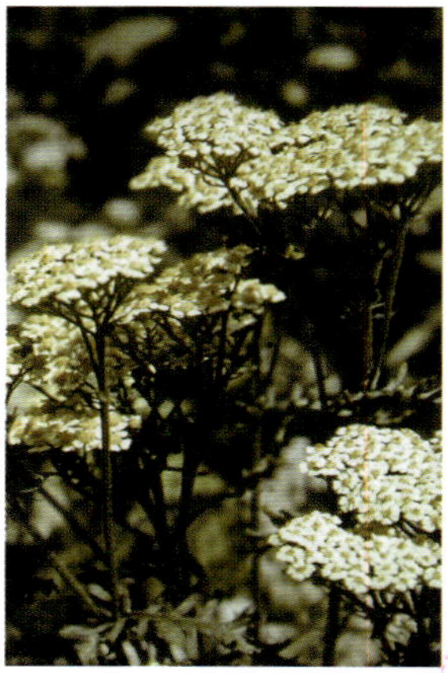

Herkunft: *Beheimatet ist die Pflanze in ganz Mittel- und Südosteuropa, das Schafgarbenkraut stammt aus Wildbeständen und Kulturen osteuropäischer Länder.*

Pflanzenbeschreibung: *Die Pflanze (Archillea millefolium) wird mit aufrechtem Stängel bis 1,5 m hoch. Die Blätter sind länglich, mehrfach fiederschnittig und haben kurze spitze Zipfel. Die weißen oder rosa Randblüten stehen als dichte Trugdolden.*

Verwendete Pflanzenteile: *Als Drogen werden die Schafgarbenblüten und das Schafgarbenkraut verwendet.*

Aufbereitung: *Es wird das gesamte blühende Kraut in den Monaten Juni bis September gesammelt und getrocknet.*

Anwendungsgebiete:

- *Bei Appetitlosigkeit,*
- *zur Förderung der Gallensekretion,*

- *bei dyspeptischen Beschwerden (Entzündungen, Durchfälle, Blähungen, Krämpfe).*

Inhaltsstoffe: *Ätherische Öle unter anderem mit dem tiefblauen Chamazulen (wie auch in der Kamille – einige Arten haben keines!), Flavonoide.*

Therapeutische Wirkung: *Die Inhaltsstoffe bewirken eine Anregung des Gallenflusses, wirken krampflösend und beeinflussen die Schleimhäute positiv.*

Gegenanzeigen: *Überempfindlichkeit gegenüber Korbblütlern.*

Nebenwirkungen: *nicht bekannt.*

Wechselwirkungen: *nicht bekannt.*

Art der Anwendung: *Tee sowie andere Zubereitungen, Frischpflanzenpresssaft.*

Dosieranleitung: *2 g geschnittene Droge werden mit kochendem Wasser übergossen und nach 10 Minuten abgeseiht (1 Teelöffel = 1,5 g). Tagesdosis: 4,5 g Schafgarbenkraut, 3 Teelöffel Frischpflanzenpresssaft.*

Beispiele für lieferbare Präparate:

A: Kräuterpfarrer Weidinger Tee für Leber und Galle, Citochol Tropfen.

D: Aristochol N Tropfen, Schafgarbentee, Ullus Magentee.

Anmerkung: *Untersuchungen haben gezeigt, dass Schafgarbenpflanzen einen sehr unterschiedlichen Gehalt an Wirkstoffen aufweisen können – es sollte daher die Droge im Fachhandel bezogen werden.*

Deutscher Name: *Schlüsselblume*

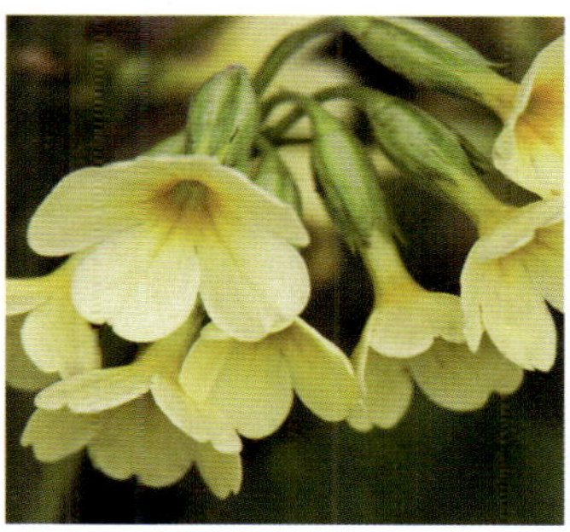

Lateinischer Name: *Primulae flos*

Herkunft: *Die Pflanze findet sich mit vielen Unterarten in ganz Mittel- und Südosteuropa.*

Pflanzenbeschreibung: *Die Pflanze ist ein ausdauerndes Kraut mit kräftigem Wurzelstock und wird etwa 10 cm hoch. Die Blätter sind eiförmiglänglich. Die gelben Blüten stehen mit vielblütiger Dolde auf einem kurzen Blütenschaft.*

Verwendete Pflanzenteile: *Es werden die getrockneten, ganzen Blüten mit Kelch verwendet.*

Ernte und Aufbereitung: *Die Blüten werden im Frühjahr geerntet und schonend getrocknet.*

Anwendungsgebiete: *Katarrhe der Atemwege.*

Inhaltsstoffe: *Flavonoide, Carotinoide, Spuren von ätherischem Öl.*

Therapeutische Wirkung: *Die Inhaltsstoffe der Pflanze befördern das Abhusten des Schleimes.*

Gegenanzeigen: *nicht bekannt.*

Nebenwirkungen: *nicht bekannt.*

Wechselwirkungen: *nicht bekannt.*

Art der Anwendung: *Zerkleinerte Droge für Aufgüsse und Darreichungsformen zum Einnehmen.*

Dosieranleitung: *2 bis 4 g Droge werden mit kochendem Wasser übergossen, nach 10 Minuten abseihen (1 Teelöffel = 1,3 g Droge), Tagesdosis: 2 bis 4 g Droge.*

Beispiele für lieferbare Präparate:

A: Als Bestandteil in Sinupret Tropfen (Rezeptpflicht!), Solvopret Dragees, Sinusol schleimlösender Tee.

D: Als Bestandteil in Bronchipret TP Filmtabletten, Kneipp Husten- und Bronchialtee.

Deutscher Name: *purpurfarbenes Sonnenhutkraut*

Lateinischer Name: *Echinaceae purpureae herba*

Herkunft: *Die ursprüngliche Heimat der Pflanze ist der Norden Amerikas, wo sie auch in der Heilkunst der Indianer Anwendung fand. Seit dem 19. Jahrhundert wird die Pflanze auch in Europa kultiviert.*

Pflanzenbeschreibung: *Die Echinaceae sind Kräuter bis 45 cm Höhe mit großen Blättern von 7 bis 20 cm Länge und rauer Oberfläche. Die Blütenköpfchen sind groß, einzeln oder in kleinen Gruppen. Die Hüllkelchblätter sind vielreihig, die rötlichen Spreublätter überragen die Röhrenblüten.*

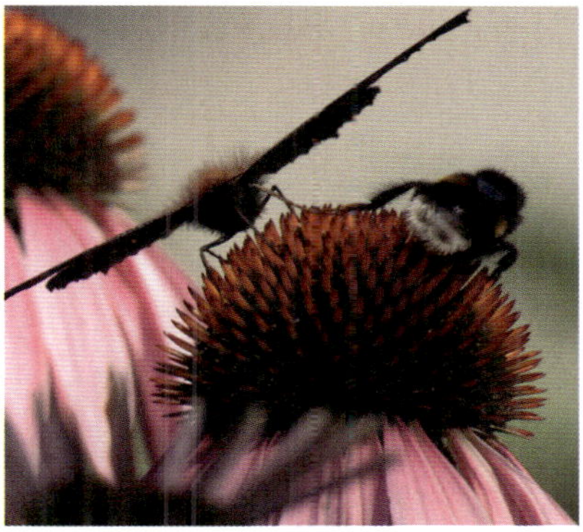

Verwendete Pflanzenteile: Purpurfarbenes Sonnenhutkraut besteht aus den frischen, zur Blütezeit geernteten oberirdischen Teilen von Echinacea purpurea.

Ernte und Aufbereitung: Zur Blütezeit (Juni bis August) werden die oberirdischen Pflanzenteile abgeschnitten und frisch verarbeitet.

Anwendungsgebiete:

- Fieber und Erkältungen,
- Husten und Bronchitis (vor allem mit chronischem Charakter),
- Harnwegsinfekte,
- Infektanfälligkeit,
- Mund- und Rachenraumentzündungen,
- Schnupfen,
- Vorbeugung bei wiederkehrenden Infektionen der oberen Atemwege und bei Infektionen des Urogenitaltraktes,
- Wunden und Verbrennungen (mit schlechter Heilungstendenz) – bei äußerlicher Anwendung.

Inhaltsstoffe: Polysaccharide, ätherisches Öl, Flavonoide.

Therapeutische Wirkung: In Untersuchungen konnte eine Steigerung der Aktivität des Immunsystems nachgewiesen werden. Es kommt zu einer Verbesserung der Abwehrleistung von spezifischen weißen Blutkörperchen und der Zunahme von Stoffwechselprodukten, die für die körpereigene Abwehr wichtig sind.

Gegenanzeigen: Da diese Droge Wirkungen am Immunsystem auslöst, sollte sie sicherheitshalber nicht bei Erkrankungen des Immunsystems oder so genannten Autoimmunerkrankungen wie z.B. bei Multipler Sklerose, bösartigen Erkrankungen des blutbildenden Systems, Aids und Tuberkulose angewendet werden.

Nebenwirkungen: nicht bekannt.

Wechselwirkungen: Es besteht die Möglichkeit einer Kreuzallergie mit anderen Korbblütlern.

Art der Anwendung: *Presssaft und andere Fertigpräparate.*

Dosieranleitung: Tagesdosis: 6 bis 9 ml Presssaft.

Beispiele für lieferbare Präparate:

A: Echinacin „Madaus" Reopfen, Esberitox Tropfen, als Bestandteil von Spasmo Urgenin Dragees (bei Harnwegsinfekten).

D: Echinacin Liquidum, Echinacea Stada Kapseln, Echinacnin Capsetten.

Anmerkung:

- *Dauer der Anwendung: auf 8 Wochen begrenzen.*
- *Kinder verweigern oft die Einnahme von Presssäften. Seit einiger Zeit stehen nun in Österreich und Deutschland Kapsetten als Alternative zur Verfügung.*

Deutscher Name: *Spitzwegerichblätter*

Lateinischer Name: *Plantaginius lanceolatae folium*

Herkunft: *Die Heilpflanze ist heute weltweit in kühl-gemäßigten Zonen verbreitet.*

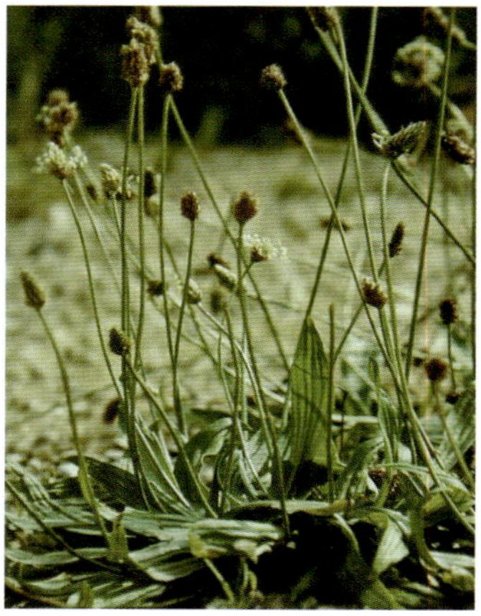

Pflanzenbeschreibung: Der Spitzwegerich ist eine krautige Pflanze von 5 bis 50 cm Höhe. Er hat eine stark verzweigte Wurzel, die bis zu 60 cm tief reichen kann. Seine Blätter sind in einer grundständigen Rosette vereinigt, lanzettlich geformt und haben parallel verlaufende Rippen. Der Blütenstiel trägt eine keulenförmige Ähre mit kleinen Blüten, aus denen die Staubgefäße herausschauen. Er blüht von Mai bis September.

Verwendete Pflanzenteile: *Blätter.*

Ernte und Aufbereitung: *Am besten werden die Blätter kurz vor der Blütezeit gesammelt und schonend getrocknet.*

Anwendungsgebiete:

- *Bronchitis,*
- *Erkältungskrankheiten,*
- *Hämorrhoiden,*
- *Mund- und Rachenschleimhautentzündung.*

Inhaltsstoffe: *Schleimstoffe, Bitterstoffe, Flavonoide, Gerbstoffe.*

Therapeutische Wirkung: *Die Schleimstoffe fördern den Heilungsprozess von Infektionen an Rachenschleimhäuten und sie wirken reizmildernd auf die Bronchien. Weiters konnten keimtötende Wirkungen nachgewiesen werden. Weiterhin hat der Spitzwegerich Gerbstoffe, der die Schleimhäute in den Bronchien und im Verdauungstrakt vor Bakterien schützt.*

Gegenanzeigen: *nicht bekannt.*

Nebenwirkungen: *nicht bekannt.*

Wechselwirkungen: *nicht bekannt.*

Art der Anwendung: *Tee, Sirupe.*

Dosieranleitung: *2 Teelöffel (1 Teelöffel = 0,7 g) Spitzwegerichblatt mit 1 Tasse kochendem Wasser übergießen, 10 Minuten ziehen lassen und abseihen. Täglich sollten 3 Tassen getrunken werden. Tagesdosis 3 bis 6 g.*

Bei Mund- und Rachenschleimhautentzündungen mehrmals täglich den Mund spülen.

Bei Hämorrhoiden werden mehrmals täglich Sitzbäder durchgeführt.

Beispiele für lieferbare Präparate:

A: Die Droge wird in Teemischungen verwendet wie z.B: Kneipp Husten- und Bronchialtee. Weiters kommen Sirupe wie Synpharama Spitzwegerichsirup und Kombinationspräparate wie Tussimont Hustentropfen in den Handel.

D: Broncho Sern, H&S Spitzwegerichkraut.

Anmerkung:

- *Er sollte nicht mit dem Breitwegerich (Plantago major) verwechselt werden, da dieser eine geringere Heilwirkung als der Spitzwegerich hat. Dieser hat breitere und eiförmige Blätter, die platt am Boden anliegen.*
- *Der Sirup wird von Kindern gerne genommen und ist daher in der Kinderheilkunde seit langer Zeit etabliert.*

Deutscher Name: Süßholzwurzel

Lateinischer Name: *Liquritiae radix*

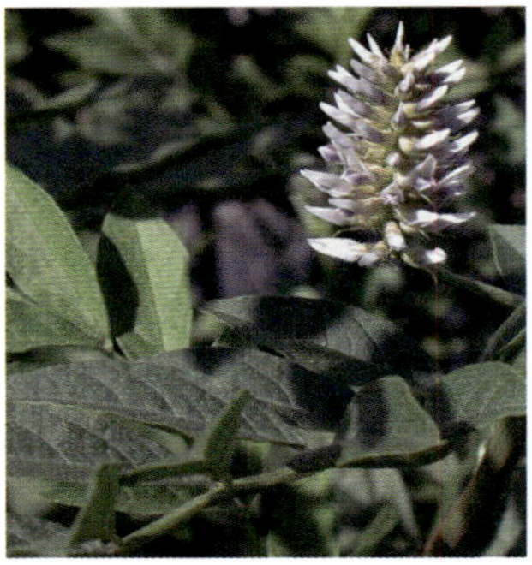

Herkunft: *Heimisch ist die Pflanze vor allem im Mittelmeergebiet und in Kleinasien. Kulturen finden sich daher in der Türkei, in Südosteuropa und Italien.*

Pflanzenbeschreibung: *Die Pflanze (Glycyrrhiza glabra) ist eine ausdauernde Staude von 1 bis 2 m Höhe, die zunächst eine lange, kräftige Pfahlwurzel und später Nebenwurzeln und ein stark verholzendes Rhizom entwickelt. Die Stängel werden jährlich neu getrieben, sie sind kräftig und aufrecht. Die Laubblätter stehen wechselständig und sind 10 bis 20 cm lang. Die Blütenstände sind aufrecht, ährenähnlich und 10 bis 15 cm lang. Die einzelnen Blüten sind 1 bis 1,5 cm lang, bläulich bis hellviolett, kurz gestielt.*

Verwendete Pflanzenteile: *Wurzel.*

Ernte und Aufbereitung: *Im Spätherbst werden die Wurzelstöcke ausgegraben, gewaschen und getrocknet. Der Süßholzsaft wird durch Auskochen und Eindicken des Saftes in Vakuum gewonnen.*

Anwendungsgebiete:

- *Katarrhe der oberen Luftwege,*
- *Begleittherapie von Magen- und Zwölffingerdarmgeschwüren.*

Inhaltsstoffe: *Saponine, Flavonoide, Glycyrrhizinsäure (das ist das süß schmeckende Prinzip der Süßholzwurzel).*

Therapeutische Wirkung: *Besonders für das Flavonoid Liquiritigenin konnte eine krampflösende Aktivität nachgewiesen werden. Die Glycyrrhizinsäure besitzt eine Schutzwirkung für die Schleimhaut im Magen-Darm-Trakt. Ebenso konnte eine schleimlösende Wirkung in der Bronchialschleimhaut festgestellt werden. In neuerer Zeit konnten auch entzündungshemmende und Bakterien abtötende Effekte experimentell nachgewiesen werden.*

Gegenanzeigen: *Lebererkrankungen, Salzhaushaltstörungen, Nierenfunktionsstörungen, Schwangerschaft.*

Nebenwirkungen: *Bei längerer Anwendung und höherer Dosierung kann es zu Wassereinlagerungen im Gewebe, Salzhaushaltstörungen und Bluthochdruck kommen.*

Wechselwirkungen: *Kaliumverluste durch andere Entwässerungsmedikamente können verstärkt werden, was zu einer Beeinflussung von Herzmedikationen (Digitalis) führen kann.*

Art der Anwendung: *Tee, Aufgüsse, Trockenpulver, Abkochungen, flüssige Formen.*

Dosieranleitung: *2 bis 4 g (1 Teelöffel = 3 g) der fein geschnittenen oder grob gepulverten Droge mit 150 ml kochendem Wasser übergießen, 10 bis 15 Minuten ziehen lassen, Tagesdosis: 5 bis 15 g Droge.*

Vom Süßholzsaft (Succus liquiritiae) werden 0,5 bis 1 g bei Atemwegsproblemen und 1,5 bis 3 g als Begleittherapie bei Magengeschwüren eingenommen.

Beispiele für lieferbare Präparate:

A: In Teemischungen wie Heumanns Bronchialtee oder als Bestandteil von Tropfen wie Sigman Haustropfen.

D: Lakriment Bronchial, Suczulen, Ulgastrin.

Anmerkung:

- *Aus der Süßholzwurzel wird auch die Lakritze hergestellt.*
- *Die Anwendung sollte auf 6 Wochen beschränkt sein.*

Deutscher Name: Tausendgüldenkraut

Lateinischer Name: *Centaurii herba*

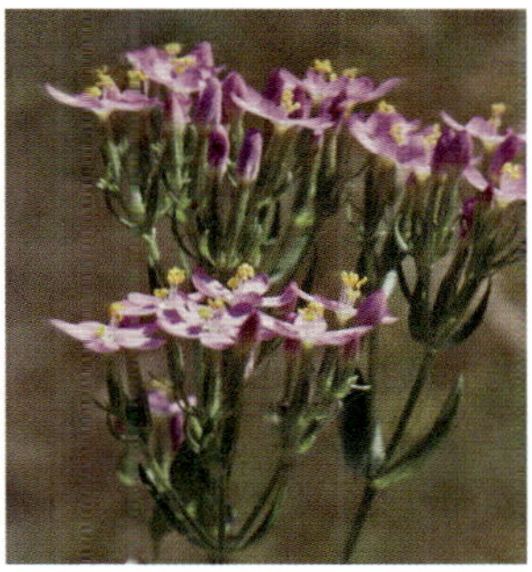

Herkunft: *Die Pflanze wird in Osteuropa und Marokko kultiviert und von dort importiert.*

Pflanzenbeschreibung: *Die Pflanze ist einjährig und 5 bis 30 cm hoch. Der Stängel ist aufrecht und die Blätter kreuzweise gegenständig, länglich-eiförmig. Die purpurfarbenen bis rosaroten Blüten bilden eine dichte oder lockere Trugdolde.*

Verwendete Pflanzenteile: *Es wird die gesamte Pflanze mit Ausnahme der Wurzel verwendet.*

Ernte und Aufbereitung: *Die Ernte sollte zur Blütezeit erfolgen.*

Anwendungsgebiete:

- *Appetitlosigkeit,*
- *dyspeptische Beschwerden.*

Inhaltsstoffe: *Bitterstoffe.*

Therapeutische Wirkung: *Durch die Bitterstoffe kommt es zu einer Anregung und Steigerung des Speichelflusses und der Magensaftausschüttung. In Tierversuchen konnten auch entzündungshemmende Eigenschaften nachgewiesen werden.*

Gegenanzeigen: *Magen- und Darmgeschwüre.*

Nebenwirkungen: *nicht bekannt.*

Wechselwirkungen: *nicht bekannt.*

Art der Anwendung: *Tee, Tinktur, Präparate.*

Dosieranleitung: *Tee: 2 bis 3 g Droge mit 150 ml kochendem Wasser übergießen, 15 Minuten ziehen lassen, ½ Stunde vor den Mahlzeiten. Tagesdosis: 6 g Droge.*

Beispiele für lieferbare Präparate:

A: Bestandteil von Amylatin verdauungsfördernde Tropfen, Eryval.

D: Bestandteil von Gastroplant Tropfen, Ullus Magentee.

Anmerkung: *Die Droge, die auch Bitterkraut genannt wird, macht ihrem Namen alle Ehre – ein alter Name für diese Pflanze ist auch „fel terrae" oder „Erd-Galle".*

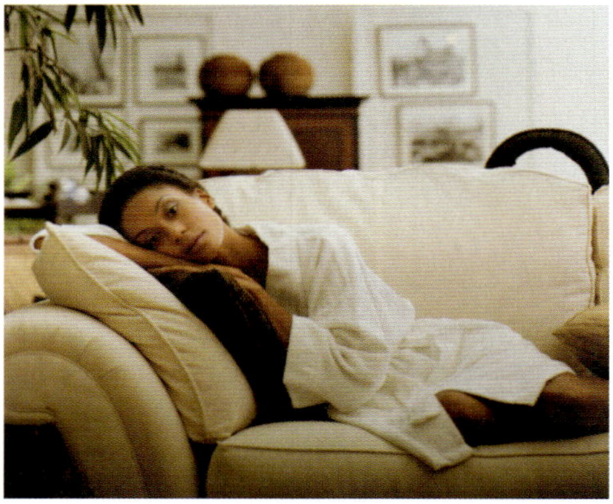

Deutscher Name: *Teufelskrallenwurzel*

Lateinischer Name: *Harpagophyti radix*

Herkunft: *Die Pflanze wächst in Afrika südlich der Kalahariwüste.*

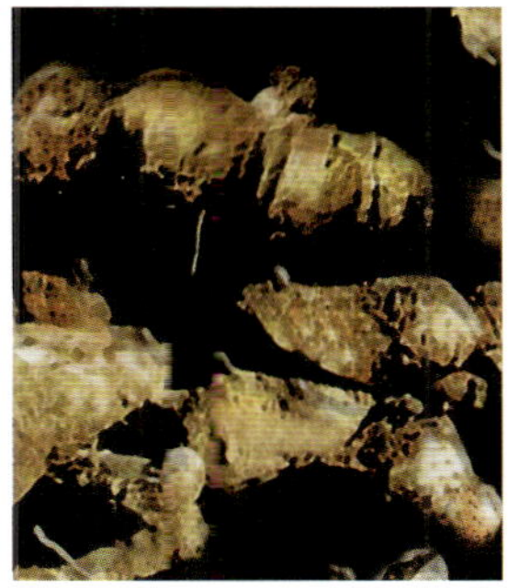

Pflanzenbeschreibung: *Die Pflanze ist ausdauernd, krautig und hat ein verzweigtes Wurzelsystem, 1 bis 1,5 m lange Triebe, die flach auf dem Boden liegen und sich auch verzweigen. Die Blätter sind gestielt und gelappt und können gegenständig oder wechselständig sein. Die Blüten sitzen einzeln an kurzen Stielen in den Blattachseln. Die Kronblätter sind hellrosa bis purpurrot.*

Verwendete Pflanzenteile: *Als Droge werden die in Scheiben oder Stücke geschnittenen (oder gepulverten), getrockneten knolligen Wurzeln der Pflanze verwendet.*

Ernte und Aufbereitung: *Die Wurzeln werden nach der Blüte ausgegraben und getrocknet.*

Anwendungsgebiete:

- *Zur Unterstützung bei rheumatischen Beschwerden,*
- *bei Verdauungsbeschwerden.*

Inhaltsstoffe: *Flavonoide, Glyokoside.*

Therapeutische Wirkung: *In Tierversuchen konnten entzündungshemmende Eigenschaften nachgewiesen werden.*

Gegenanzeigen: *Magen- und Zwölffingerdarmgeschwüre, Gallensteine.*

Nebenwirkungen: *Bei der Anwendung als Teedroge können Magenbeschwerden auftreten.*

Wechselwirkungen: *nicht bekannt.*

Art der Anwendung: *Tee, Präparate.*

Dosieranleitung: *Bei Appetitlosigkeit 1,5 g, sonst 4,5 g (= 1 Teelöffel) mit 300 ml heißem Wasser übergießen und 8 Stunden stehen lassen, dann abseihen und 3-mal täglich trinken.*

Beispiele für lieferbare Präparate:

A: Kein Präparat im Handel.

D: Jucurba, Sogoon.

Anmerkung: *Als Teedroge sehr bitter!*

Deutscher Name: Thymiankraut

Lateinischer Name: *Thymi herba*

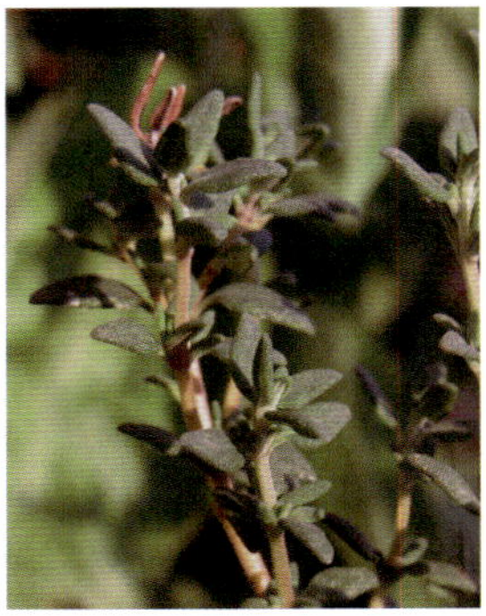

Herkunft: *Thymian wird vor allem in den Mittelmeerländern kultiviert und von dort aus importiert.*

Pflanzenbeschreibung: *Die Pflanze ist ein Zwergstrauch bis 50 cm Höhe mit aufrechtem, verholztem und sehr ästig-buschigem Stängel. Die Blätter sind kurz gestielt und länglich. Die blauvioletten bis hellroten Lippenblüten stehen in 3- bis 6-blütigen Büscheln.*

Verwendete Pflanzenteile: *Die Drogen sind das aus dem frischen, blühenden Kraut gewonnene Öl, die getrockneten Laubblätter, die abgestreiften und getrockneten Laubblätter und Blüten sowie die frischen oberirdischen Teile blühender Pflanzen.*

Ernte und Aufbereitung: *Es wird das blühende Kraut (Juni bis August) geerntet und schonend getrocknet.*

Anwendungsgebiete:

- *Katarrhe der Atemwege,*
- *Reizhusten,*
- *Entzündungen des Mund- und Rachenraumes.*

Inhaltsstoffe: *ätherische Öle, Gerbstoffe, Flavonoide, Triterpene.*

Therapeutische Wirkung: *Thymianöl unterstützt das Abhusten von Schleim und hat eine krampflösende Wirkung vor allem im Bereich der Bronchien. In Versuchen zeigt das in der Droge enthaltene Thymol auch starke antibakterielle Eigenschaften.*

Gegenanzeigen: *nicht bekannt.*

Nebenwirkungen: *nicht bekannt.*

Wechselwirkungen: *nicht bekannt.*

Art der Anwendung: *Tee, Drogenpulver, Flüssigextrakt oder Trockenextrakt für Aufgüsse und andere galenische Zubereitungen, flüssige und feste Darreichungsformen zur inneren und äußeren Anwendung. Eine Kombination mit anderen pflanzlichen schleimlösenden Drogen erscheint sinnvoll.*

Drogenextrakte sind Bestandteil in Fertigpräparaten von Hustenmischungen und Hustentees.

Dosieranleitung: *1,5 bis 2 g Droge mit kochendem Wasser übergießen, 10 Minuten ziehen lassen, abseihen (1 Teelöffel entspricht etwa 1,4 g Droge). Tagesdosis: 5 g Droge. Einzeldosis Fluidextrakt: 1 bis 2 g.*

Beispiele für lieferbare Präparate:

A: Tussamag, Jussotin neo Hustensaft.

D: Soledum, Aspecton, Thymipin.

Anmerkung: *Bei ausgedehnten Hautverletzungen und akuten Hautkrankheiten, schweren fieberhaften und infektiösen Erkrankungen, Herzschwäche und Bluthochdruck sollen Vollbäder, unabhängig vom Wirkstoff, nur nach Rücksprache mit dem Arzt angewendet werden.*

Deutscher Name: *Traubensilberkerzenwurzel*

Lateinischer Name: *Cimicifuga rhizoma*

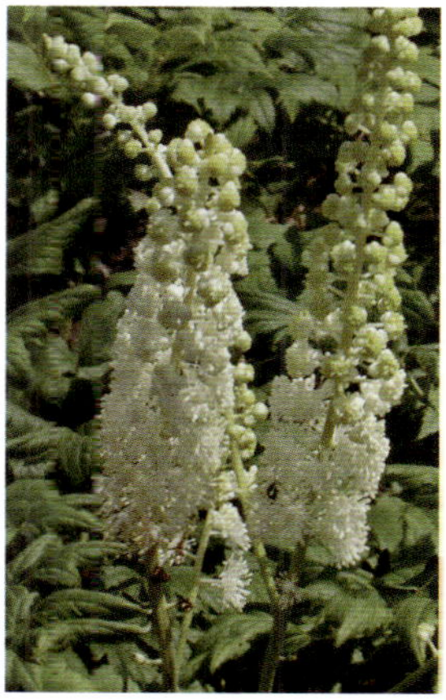

Herkunft: *Die Pflanze war ursprünglich in den USA und Kanada heimisch und wird nun auch in Europa kultiviert.*

Pflanzenbeschreibung: *Die Pflanze wird bis zu 1,5 m hoch, ist krautig und hat einen kräftigen Wurzelstock. Die Laubblätter sind glatt und gefiedert. Der Blütenstand ist eine überhängende Traube mit bis zu 90 cm Länge und hat weiße Blüten.*

Verwendete Pflanzenteile: *Es wird der getrocknete Wurzelstock verwendet.*

Anwendungsgebiete:

- *Prämenstruelle Beschwerden,*
- *Regelbeschwerden,*
- *Wechselbeschwerden.*

Inhaltsstoffe: *Flavonoide, Triterpene.*

Therapeutische Wirkung: *In Untersuchungen konnte eine gute Wirksamkeit der Droge bei den oben genannten Beschwerden belegt werden. Die in der Pflanze enthaltenen Wirkstoffe greifen an speziellen Stellen im Körper an, die für die Bindung von Östrogenen zuständig sind, und wirken daher ähnlich wie Östrogene. Diese Wirkstoffe haben keinen Einfluss auf die Schleimhaut der Gebärmutter und scheinen auch das Risiko, an Brustkrebs zu erkranken, nicht zu besitzen. Gute Wirkungen zeigen sie auf psychische Verstimmungen und auf die Knochenfestigkeit.*

Gegenanzeigen: *Schwangerschaft und Stillzeit.*

Nebenwirkungen: *Magenbeschwerden wurden beobachtet.*

Wechselwirkungen: *Die Wirkung blutdrucksenkender Medikamente kann verstärkt werden.*

Art der Anwendung: *Fertigpräparate.*

Dosieranleitung: *laut Beipacktext.*

Beispiele für lieferbare Präparate:

A: Aglukiliman Tabletten & Tropfen (rezeptpflichtig!), Klimadynon, Jinda.

D: Cimicifuga Stafa, Klimadynon, Remifenin.

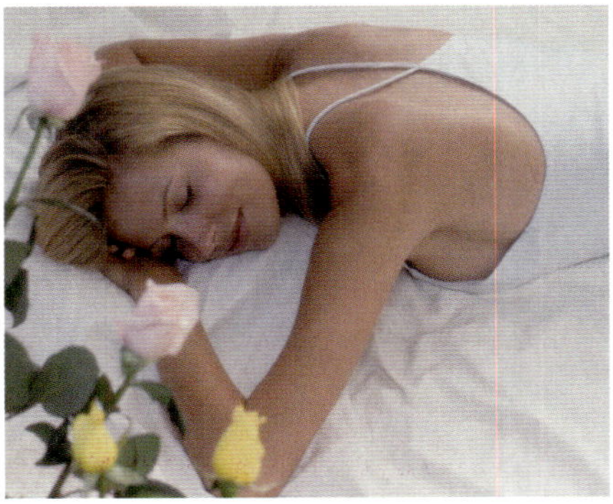

Anmerkung: *Bei psychischen Verstimmungen ist eine Kombination mit Johanniskrautpräparaten sinnvoll. Patientinnen nach Brustkrebstherapien sollen die Droge nur nach Rücksprache mit dem behandelnden Arzt verwenden.*

Deutscher Name: *Weidenrinde*

Lateinischer Name: *Salicis cortex*

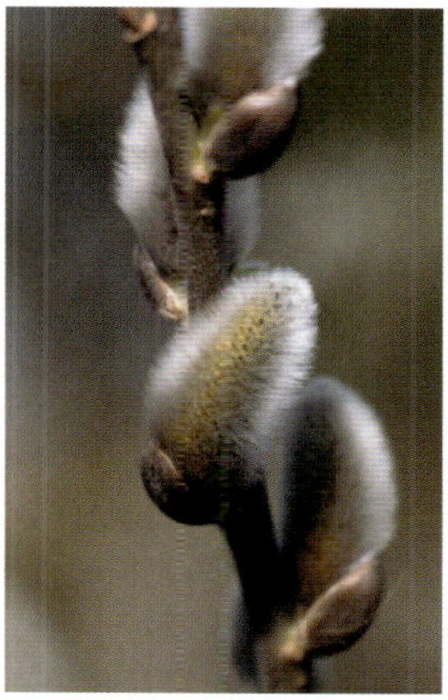

Herkunft: *Die Pflanze ist in Mittel- und Südeuropa heimisch.*

Pflanzenbeschreibung: *Die Weide ist ein 6 bis 8 m hoher Baum mit rissiger Rinde und zähen, biegsamen Zweigen. Die Blätter sind kurz und länglich. Die männlichen Blüten sind gelb und die weiblichen grün.*

Verwendete Pflanzenteile: *Rinde.*

Ernte und Aufbereitung: *Die Droge besteht aus im Frühjahr gesammelter, getrockneter und zerkleinerter Rinde junger Zweige.*

Anwendungsgebiete:

- *Erkältungskrankheiten,*
- *rheumatische Beschwerden.*

Inhaltsstoffe: *Phenolgylkoside (u.a. Salicin), Gerbstoffe, Flavonoide.*

Therapeutische Wirkung: *Für die fiebersenkende, schmerzstillende und entzündungshemmende Wirkung der Droge ist vor allem das Salicin verantwortlich. Seine Abbauprodukte hemmen für das Entzündungsgeschehen wichtige Stoffwechselprodukte. In Untersuchungen konnte eine schmerzstillende Wirkung bei Hüftgelenk- und Rückenschmerzen nachgewiesen werden.*

Gegenanzeigen: *Überempfindlichkeit gegenüber Salicylaten (Medikamente vom Typ des Aspirins). Weiters sollten Patienten mit Magen- und Darmgeschwüren sowie Asthma diese Droge sicherheitshalber nicht verwenden.*

Nebenwirkungen: *mögliche Magen-Darm-Beschwerden.*

Wechselwirkungen: *nicht bekannt.*

Art der Anwendung: *Teedroge, Phytotherapeutika.*

Dosieranleitung: *2 bis 3 g Droge (= 1 Teelöffel) mit heißem Wasser übergießen, 3- bis 4-mal pro Tag trinken. Tagesdosis 6 bis 12 g, entspricht 60 bis 120 mg Gesamtsalicin.*

Beispiele für lieferbare Präparate:

A: Grippefloran Kapseln, im Kneipp Grippetee.

D: Assalix, Lintia.

Anmerkung:

- *Da die Wirkung eher verzögert eintritt, eignet sich die Weidenrinde nicht für die Behandlung von akuten, schweren Schmerzzuständen.*
- *Im Gegensatz zu Acetylsalicylsäure (z.B. Asprin) haben die Salicinverbindungen keine die Blutgerinnung beeinflussende Eigenschaft.*

Deutscher Name: *Weinlaub*

Lateinischer Name: *Folium Vitis viniferae*

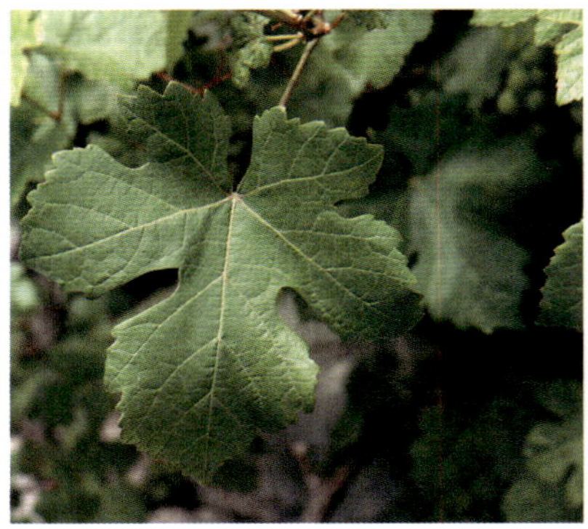

Herkunft: *Die Pflanze ist im südlichen Europa und Westasien beheimatet und wird heute in den gemäßigten Zonen weltweit kultiviert.*

Pflanzenbeschreibung: *Die Weinrebe ist ein bis 50 cm hoher klettender Strauch mit tief greifenden Wurzeln. Die Laubblätter sind kreisrund und in der Regel deutlich 3- bis 5-lappig.*

Verwendete Pflanzenteile: *Blätter.*

Ernte und Aufbereitung: *Aus den Blättern werden Trockenextrakte gewonnen.*

Anwendungsgebiete: *Beschwerden bei Venenerkrankungen.*

Inhaltsstoffe: *Flavonoide, Gerbstoffe, Fruchtsäuren.*

Therapeutische Wirkung: *In Untersuchungen konnte eine deutliche Verminderung von Unterschenkelödemen und eine Reduktion der damit verbundenen Beschwerden nachgewiesen werden.*

Gegenanzeigen: *nicht bekannt.*

Nebenwirkungen: *nicht bekannt.*

Wechselwirkungen: *nicht bekannt.*

Art der Anwendung: *Fertigpräparate.*

Dosieranleitung: *laut Beipackzettel, ca 350 bis 720 mg maximale Tagesdosis.*

Beispiele für lieferbare Präparate:

A: Antistax Kapseln, Pedopur Tropfen.

D: Antistax Venenkapseln.

Anmerkung:

- *Bei Venenleiden sollen Medikamente in Kombination mit klassischen Maßnahmen wie regelmäßiges Hochlagern der Beine, Vermeiden von langem Stehen, Tragen von Stützstrümpfen, kalte Beingüsse, regelmäßige Bewegung und Venengymnastik angewendet werden.*
- *Weinlaub eignet sich nicht zur Behandlung von Beinödemen, die durch Herz- oder Nierenminderfunktion verursacht wurden.*

Deutscher Name: *Weißdorn (Blüten & Blätter)*

Lateinischer Name: *Crataegi folium cum flore*

Herkunft: *Die Pflanze kommt in der gesamten nördlichen Halbkugel mit einer Vielzahl von Arten vor.*

Pflanzenbeschreibung: *Die Pflanze sind Bäume oder Sträucher zwischen 1,5 und 4 m Höhe mit hartem Holz und meist verdornenden Zweigen. Die Laubblätter sind ungeteilt, gelappt oder fiederteilig. Der Blattrand ist einfach bis doppelt gesägt oder ganzrandig. Die Nebenblätter sind verschieden gestaltet, meist lanzettlich, besonders an den Langtrieben laubblattartig.*

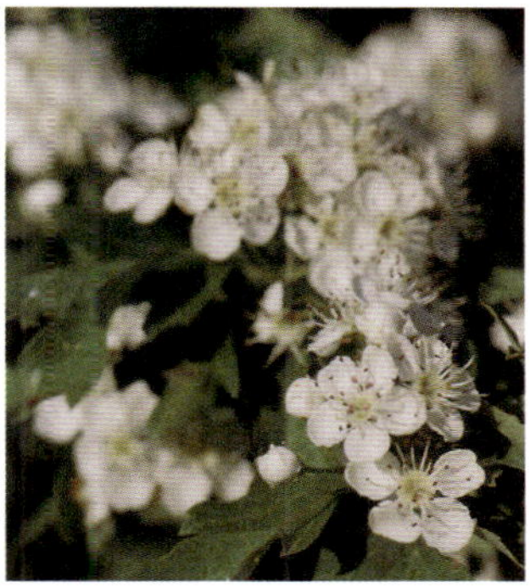

Die Blüten stehen meist in reichblütigen Blütenständen. Es gibt 10 bis 20 Staubblätter, 1 bis 5 Fruchtblätter, die ganz oder teilweise mit dem Fruchtbecher verwachsen sind. Die kleinen Früchte sind rötlich und schmecken herb.

Verwendete Pflanzenteile: *Blüten, Blätter, Früchte.*

Ernte und Aufbereitung: *Die Blüten werden im Frühsommer zwischen Mai und Juni geerntet und die Früchte im Herbst zwischen September und Oktober.*

Anwendungsgebiete: *Milde bis mittelschwere Formen der Herzschwäche (bis NYHA II – nach der Einteilung der New York Heart Association; beim Stadium 2 treten Beschwerden bei stärkerer körperlicher Belastung auf).*

Inhaltsstoffe: *Die wirkungsbestimmenden Inhaltsstoffe sind Procyanidine, Flavonoide und Glykoside.*

Therapeutische Wirkung: *Die Inhaltsstoffe bewirken eine Verbesserung der Herzkranzgefäßdurchblutung, wodurch es auch zu einer Verbesserung der Durchblutung der Herzmuskulatur kommt. Die Droge steigert außerdem die Herzkraft und beschleunigt die Herzfrequenz. Die Wirkungen werden zum Teil auf eine Beeinflussung des Stoffwechsels in den Herzmuskelzellen zurückgeführt.*

Gegenanzeigen: *nicht bekannt.*

Nebenwirkungen: *nicht bekannt.*

Wechselwirkungen: *nicht bekannt.*

Dosieranleitung: *Einzeldosis 1 g mehrmals täglich über mindestens 6 Wochen. Die Droge sollte nicht als Teedroge, sondern in Form von standardisierten Präparaten angewendet werden.*

Beispiele für lieferbare Präparate:

A: Bericard Dragees, Crategutt Tropfen.

D: Crategus Verla, Esbericard.

Anmerkung: *Die Einnahme von Weißdornpräparaten bei Herzbeschwerden sollte nicht ohne ärztliche Begleitung und Kontrolle erfolgen, da eine Anwendung nur bei milden Formen der Herzschwäche sinnvoll ist. Bei höhergradiger Herzschwäche bedarf es der Einnahme von synthetischen Arzneimitteln – Phytopharmaka sind dann alleine nicht mehr ausreichend wirksam.*

Anwendungen und Grenzen

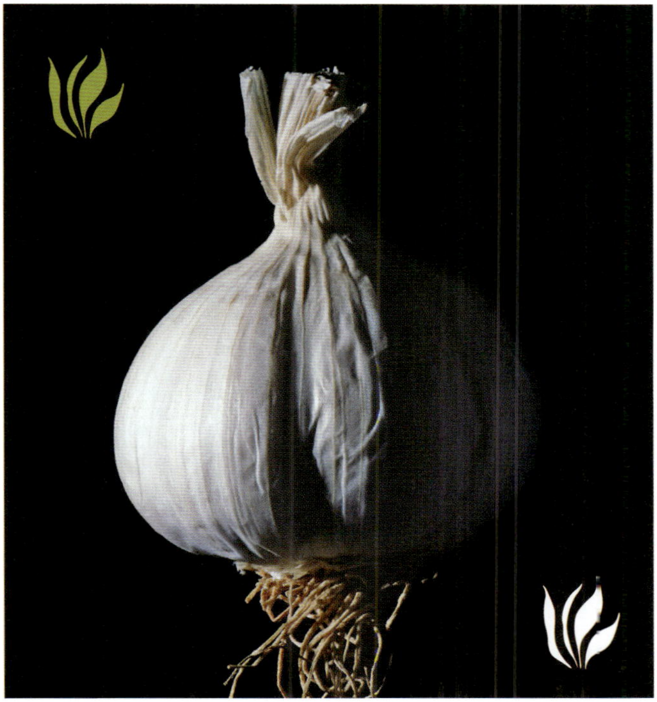

der Phytotherapie

Anwendungen und Grenzen der Phytotherapie

Nach der Vorstellung der einzelnen Pflanzen bietet dieses Kapitel Hilfe für die Auswahl von pflanzlichen Wirkstoffen bei bestimmten Symptomen und Beschwerdebildern. Außerdem werden einige Beschwerdebilder vorgestellt, für die nach derzeitiger Erkenntnis die Phytotherapie nicht als Behandlungsmethode gilt, obwohl sie in der Populärpresse immer wieder als Alternative dargestellt wird.

Allergie und Asthma

Allergische Erkrankungen und Asthma werden in den letzten Jahren immer häufiger diagnostiziert. Viele Patienten suchen nach Alternativen zu synthetischen Arzneimitteln, die aber derzeit nicht zur Verfügung stehen.

Appetitlosigkeit

Die Verwendung von Bittermitteln zur Anregung von Appetit und Magensaftsekretion hat in vielen Volksmedizinen Tradition und oft werden pflanzliche Bestandteile auch zu verdauungsanregenden Schnäpsen usw. verarbeitet. Der Mangel an Magensaft, verminderte Gallenproduktion oder Produktion anderer wichtiger Verdauungsenzyme kann die Ursache von Appetitlosigkeit sein.

Die nachfolgenden Pflanzen können bei diesem Beschwerdebild hilfreich sein:

- *Artischocke,*
- *Enzianwurzel,*
- *Hopfenzapfen,*
- *Ingwer,*
- *Isländisches Moos,*
- *Salbei,*

- *Schafgarbe,*
- *Tausendgüldenkraut.*

Hinweis: *Die Präparate und Tees sollen ca. eine halbe Stunde vor dem Essen eingenommen werden und es empfiehlt sich ein regelmäßiger Wechsel der eingesetzten Pflanzen.*

Tipp: *Appetit ist nicht nur durch pflanzliche Stoffe anregbar – der Appetit hat auch eine starke psychische Komponente. Es ist daher ratsam, beim Anrichten des Essens auch auf Äußerlichkeiten zu achten, wie etwa ein hübsch gedeckter Tisch, farbige Akzente durch die Auswahl der Speisen und Dekoration usw.*

Arteriosklerose = Gefässverkalkung

Der umgangssprachliche Ausdruck Gefäßverkalkung umfasst nur einen Teil der Problematik, denn bei dieser Erkrankung kommt es nicht nur zu Kalkablagerungen, die zu einer zunehmenden Wandstarre der Gefäße führen, sondern auch zu einer Verringerung des Querschnittes von Gefäßen, was zu einer Verminderung der Durchblutung führt. Die Arteriosklerose ist in der westlichen Welt die Hauptursache für Schlaganfälle und Herzinfarkte. Phytopharmaka können in diesem Bereich, neben einer Reduktion von Fetten in der Ernährung und regelmäßiger körperlicher Aktivität, eine sinnvolle Ergänzung der Prävention darstellen.

Zu diesem Zweck eignen sich vor allem Präparate aus

- *Artischockenblättern und*
- *Knoblauch.*

Blähungen

Unter Blähungen versteht man die vermehrte Produktion von Darmgasen, wobei der geblähte Bauch zu Unwohlgefühl und Druckbeschwerden führen kann. Als Ursache für Blähungen können Ernährungsfehler genannt werden (z.B. zu fettreiche Speisen), aber auch psychische Störungen können sich in dieser Beschwerdeform äußern.

- *Artischockenblätter,*
- *Enzian,*
- *Fenchel,*
- *Kamille,*
- *Melisse,*
- *Minze,*
- *Schafgarbe*

können zu einer Verbesserung der Darmperistaltik führen und haben eine entspannende Wirkung auf die meist verkrampfte Darmmuskulatur.

Hinweis: *Sollten die Blähungen über längere Zeit bestehen, so ist eine fachärztliche Abklärung nötig – um nicht bösartige Tumore des Darmes zu übersehen, deren erste Anzeichen oft das vermehrte Auftreten von Blähungen sind. Bei Schwangeren und Säuglingen sollte bei Blähungen ausschließlich Fencheltee angewendet werden.*

BRONCHITIS

Meist handelt es sich bei der Bronchitis um eine durch Viren verursachte Entzündung der Schleimhaut der Bronchien, die zu einer vermehrten Sekretbildung und zur entzündlichen Schwellung der Bronchien führt.

Zu Beginn ist der Husten meist trocken, manche Patienten geben brennende Schmerzen hinter dem Brustbein an, und es kann zu einem quälenden Husten kommen, der anfangs nicht produktiv ist (= es kann kein Schleim abgehustet werden). Ähnlich wie bei anderen Entzündungen im Atemtrakt kann es auch hier zu einer bakteriellen Superinfektion kommen – was meist durch das Auftreten von gelblich-grünlichem Auswurf und Fieber angezeigt wird. Die Phytotherapie kann bei diesem Erkrankungsbild gut helfen und es werden unter anderem folgende Pflanzen empfohlen:

- *Eibisch – schleimhaltig – mildert den Hustenreiz,*
- *Efeublätter – lindern Krämpfe der Bronchialmuskulatur,*
- *Eukalyptus – fördert das Abhusten von Sekret,*

- *Holunderblüte – fördert die Bronchialsekretion,*
- *Isländisches Moos – schleimhaltig – mildert den Hustenreiz,*
- *Kiefernnadelöl – wirkt schleimlösend und hat eine antibakterielle Wirkung,*
- *Königskerze – schleimhaltig – mildert den Hustenreiz und fördert das Abhusten von Sekret,*
- *Pfefferminze – fördert das Abhusten von Sekret,*
- *Schlüsselblume – lindert Krämpfe der Bronchialmuskulatur und fördert das Abhusten des Schleims,*
- *Spitzwegerich – schleimhaltig – mildert den Hustenreiz,*
- *Süßholzwurzel – fördert das Abhusten von Sekret und lindert Krämpfe der Bronchialmuskulatur,*
- *Sonnenhut (Echinacea purpura) – unterstützt das Immunsystem,*
- *Thymian – fördert das Abhusten von Sekret und lindert Krämpfe der Bronchialmuskulatur.*

Hinweis: *Je frühzeitiger mit der Behandlung begonnen wird, desto größer sind die Chancen, eine bakterielle Superinfektion zu vermeiden, die dann meist eine antibiotische Therapie nötig macht. Sollte der Husten krampfartigen Charakter annehmen, so reichen Phytotherapeutika meist nicht zur Behandlung aus.*

Tipp:

- *Gerade bei zähen Schleimformen ist das Trinken von großen Flüssigkeitsmengen – am besten auch Tees – zu empfehlen.*
- *Schleimdrogen helfen vor allem bei trockenem, unproduktivem Husten.*
- *Regelmäßige Inhalationen mit kochendem Salzwasser mit Kräuterzugabe kann sich günstig für die gesamten Schleimhäute der Atemwege und des Nasen-Rachen-Raums auswirken.*

Diabetes mellitus

Obwohl es immer wieder Berichte über Pflanzen gibt, die einen günstigen Einfluss auf den Blutzuckerspiegel haben, stehen bis heute keine Präparate zur Verfügung, die ein gleichwertiger Ersatz für synthetische Präparate, Insulin und Diät wären.

Depressionen

Depressionen sind durch das Auftreten von gedrückter Stimmung, Freudlosigkeit und meist auch durch Antriebsstörungen gekennzeichnet. Depressionen können neben schweren körperlichen Erkrankungen auch durch psychische Traumen (z.B. Verlust einer geliebten Person usw.) ausgelöst werden.

Jeder Mensch kennt Zeiten gedrückter Stimmung, die in der Regel nicht behandlungsbedürftig sind. Halten diese Zustandsbilder länger an, sollte ärztlicher Rat in Anspruch genommen werden. In den letzten Jahren konnten Studien eine gute Wirksamkeit von Johanniskrautpräparaten bei milden und mittelschweren Depressionen zeigen.

Hinweis: *Ähnlich wie bei synthetischen Antidepressiva ist nicht mit einem sofortigen Wirkeintritt zu rechnen, meist bedarf es der längeren Einnahme der Präparate, bis sich die gewünschte Stimmungsaufhellung einstellt.*

Tipp: *Im Sinne einer ganzheitlichen Behandlung kann neben der Verwendung von Antidepressiva eine Psychotherapie sinnvoll sein, um auch die Ursachen und Hintergründe von depressiven Verstimmungsbildern gemeinsam mit dem Therapeuten aufarbeiten zu können.*

Durchblutungsstörungen

In der westlichen Welt nehmen Durchblutungsstörungen der Extremitäten und des Gehirns immer mehr zu. Dies ist einerseits durch arteriosklerotische Gefäßveränderungen – meist durch Fehlernährung – mitbedingt sowie auch mit der zunehmend älter werdenden Bevölkerung zu erklären.

Die Wirksamkeit von Ginkgo konnte in zahlreichen Untersuchungen belegt werden, jedoch sollte die Einnahme dieser Präparate nur einen Teil der Behandlung ausmachen. Da Rauchen die Gefäße weiter schädigt, muss das Rauchen unbedingt eingestellt werden und bei Vorliegen von Diabetes mellitus muss auf eine optimale Einstellung des Blutzuckers Wert gelegt werden. Die Ernährung sollte ebenfalls umgestellt werden und ein Gefäßtraining ist zu beginnen. Vor Beginn einer Therapie ist eine Gefäßuntersuchung nötig, um mögliche operationspflichtige Störungen rechtzeitig erkennen zu können.

Durchfall

Unter Durchfall versteht man das Absetzen von häufigem (mehr als 3-mal pro Tag) ungeformtem Stuhl bis hin zu wässrigen Ausscheidungen, wodurch dem Körper nicht nur Flüssigkeit im Übermaß verloren geht, sondern auch lebenswichtige Mineralstoffe und Salze. Die Ursache von Durchfällen können Besiedlungen des Darmes durch eine Vielzahl von Keimen, aber auch chronisch entzündliche Erkrankungen sein, die primär nicht mit Phytotherapie zu versorgen sind.

Bei akuten Durchfallerkrankungen ist es wichtig, dass dem Körper die verloren gegangene Flüssigkeitsmenge und die Salze wieder ersetzt werden. Zur Bindung von Keimen haben sich Kohlepräparate (z.B. Tierkohle oder Kaffeekohle) gut bewährt.

Um die durch die Keime angegriffene Darmschleimhaut wieder zu stabilisieren, eignen sich Drogen, die einen hohen Gerbstoffgehalt aufweisen. Besonders günstig wirken bei Durchfällen

- *Eichenrinde und*
- *Gänsefingerkraut.*

Wenn bei Durchfällen Flohsamen eingenommen wird, quellen die Samen im Darm auf und vermindern so das Ausscheiden von Flüssigkeitsmengen.

Hinweis:

- *Kohle resorbiert nicht nur Keime, sondern auch andere Stoffe – daher soll Tierkohle niemals zur gleichen Zeit mit anderen Arzneistoffen eingenommen werden. Die Wirksamkeit dieser*

Stoffe kann sonst vermindert werden. Eine Pause von zumindest einer Stunde sollte eingehalten werden. Eine Schwarzfärbung des Stuhls nach Einnahme von Kohletabletten ist unbedenklich.

- *Aber auch ohne Kohletabletten kann durch Durchfall die Wirksamkeit von Medikamenten herabgesetzt werden – durch die kurze Verweildauer der Medikamente im Darm und der Schädigung der Darmschleimhaut kann nicht genug Wirkstoff aus dem Darm aufgenommen werden. Sollten lebenswichtige Medikamente (Herzpräparate, Bluthochdruckmedikamente usw.) eingenommen werden müssen, so sollte bei Durchfall nicht zu lange abgewartet werden, bevor ärztliche Hilfe in Anspruch genommen wird. Eventuell müssen diese Patienten stationär aufgenommen und die Medikamente intravenös verabreicht werden.*
- *Säuglinge, Kinder und geschwächte Personen können Flüssigkeits- und Salzverluste durch Durchfall nur schwer kompensieren – daher ist auch hier rechtzeitig weitere Hilfe in Anspruch zu nehmen.*
- *Sollten blutige Durchfälle auftreten, die Durchfälle länger anhalten und Flüssigkeits- und Salzverlust durch Erbrechen zusätzlich erhöht werden, ist unverzüglich ärztliche Hilfe in Anspruch zu nehmen – die Patienten müssen dann meist stationär behandelt werden, um die Flüssigkeits- und Salzdefizite durch Infusionen auszugleichen und weitere therapeutische Maßnahmen setzen zu können.*

Erkältung

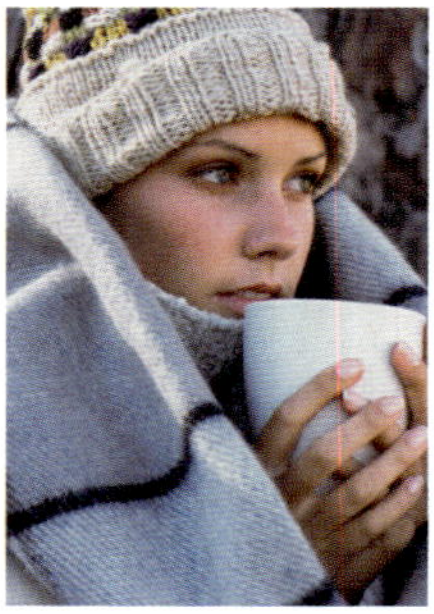

Die meisten Erkältungen werden durch Viren hervorgerufen, bei denen auch häufig bakterielle Sekundärinfektionen vorkommen. Der Ausbruch der Krankheit kann durch Schwächen des Immunsystems sowie Kältereize begünstigt werden.

Typische Symptome einer Erkältungskrankheit können Schnupfen, Heiserkeit, allgemeines Krankheitsgefühl, Kopfschmerzen, Halsschmerzen und auch Fieber sein. Hilfreich können Inhalationen, Bäder mit Heilkräutern oder Halswickel sein. Die Einnahme von schweißtreibenden Pflanzen kann ebenfalls sinnvoll sein.

Folgende Pflanzen können für die Behandlung von Erkältungskrankheiten eingesetzt werden:

- *Eukalyptus – fördert das Abhusten von Schleim bei Bronchitis,*
- *Holunderblüten – schweißtreibend,*
- *Kiefernnadeln – für „Erkältungsbäder“,*
- *Lindenblüten – schweißtreibend,*
- *Sonnenhutkraut (Echinacae purpura) zur Immunstimmulation,*
- *Weidenrinde – fiebersenkend.*

Tipps:

- *Sobald die ersten Krankheitszeichen wahrgenommen werden, sollte mit den ersten therapeutischen Maßnahmen begonnen werden.*
- *Auf reichliche Flüssigkeitszufuhr und Vitamin-C-Aufnahme – vor allem in Obst und Gemüse – ist zu achten.*

Achtung: *Schweißtreibende Tees und Bäder sollten nicht bei Säuglingen und Kleinkindern sowie bei geschwächten Personen (Alter, lange Krankheit), in der Schwangerschaft und bei Menschen, die an schweren Bluthochdruck und Herzbeschwerden leiden, angewendet werden.*

Erschöpfungszustände

Moderne, stressbeladene Lebensführung, Fehlernährung oder gerade überstandene Krankheiten können zu Erschöpfungszuständen mit übermäßiger Müdigkeit und Leistungsschwäche führen.

Primär sollte versucht werden, die Ursachen zu bekämpfen und dieses Problem durch Änderung des Lebensstils und der Ernährung zu bewältigen.

Heute liegen eine Vielzahl von wissenschaftlichen Untersuchungen vor, die eine günstige Wirkung von Ginseng bei diesem Beschwerdebild darstellen.

Tipp: *Es wird eine Einnahme von mindestens 3 Monaten empfohlen, dann sollte wieder eine ebenso lange Pause eingelegt werden.*

Fettstoffwechselstörungen

Fettstoffwechselstörungen sind eine wichtige Ursache für das Entstehen von Arteriosklerose. Neben der Umstellung der Ernährung und Intensivierung von körperlicher Aktivität können Präparate aus

- *Knoblauch,*
- *Artischocken,*
- *Flohsamen*

eine positive Wirkung auf den Fettstoffwechsel haben.

Fieber

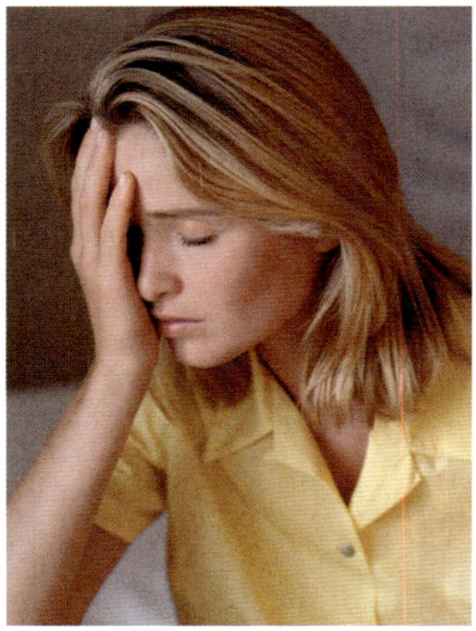

Von vielen Menschen wird Fieber immer als sofort zu bekämpfendes Problem angesehen, obwohl Fieber eine natürliche Reaktion des Körpers ist, um mit Erkrankungen fertig zu werden.

Präparate aus Weidenrinde können sich im Rahmen von Erkältungskrankheiten als günstig erweisen.

Hinweis:

- *Sollte es zum Auftreten von Fieber und Schmerzen im Bereich einer Körperregion kommen (z.B. Halsschmerzen, Nierenschmerzen), so kann dies ein Anzeichen für eine akute Entzündung sein, die meist einer weiterführenden ärztlichen Behandlung bedarf. Es sollte nicht zu lange gewartet werden, bis hier eine ärztliche Untersuchung erfolgt.*
- *Problematisch kann Fieber werden, wenn Kleinkinder sehr rasch und sehr hoch auffiebern, denn dann besteht die Gefahr eines Fieberkrampfes, daher sollten fiebernde Kinder nicht zu sehr zugedeckt werden, damit das Kind die Wärme an die Umgebung abgeben kann.*
- *Schwitzkuren mit Tees aus Holunderblüten und Lindenblüten sowie heiße Bäder dürfen nicht bei Kleinkindern und Menschen mit Kreislaufproblemen angewendet werden.*

Wadenwickel sind eine gute Methode, um vom Körper Wärme abzuleiten – aber es müssen die kalten Tücher rasch, d.h. sobald sie leicht warm sind, wieder in kaltes Wasser getaucht werden.

Tipp: *Viel trinken!*

FIEBERBLASEN

Fieberblasen stellen eine Infektion mit einem Herpesvirus dar, die zu bläschenförmigen Hautveränderungen führen. Hat man sich einmal mit diesem Virus infiziert, was meist im Kindesalter passiert, so bleiben diese Viren in den Nervenzellen im Körper, auch wenn die Hautveränderungen abgeheilt sind. Bei Schwächung des Immunsystems, bei Stress und intensiver Sonnenbestrahlung kann es dann wieder zu einem Auftreten der Bläschen kommen. Neben synthetischen Stoffen zeigten Präparate aus Melisse eine gute Wirksamkeit, vor allem wenn mit der Behandlung sofort beim Auftreten der ersten Anzeichen, wie Juckreiz und Spannungsgefühl, begonnen wird.

GALLENPROBLEME

Die Galle ist ein wichtiges Verdauungssekret, das von der Leber gebildet und in der Gallenblase als Reservoir gespeichert wird. Im Bereich der Gallenblase und der Gallengänge kann es zu Entzündungen kommen und kleine Steinchen können sich in den Gallengängen einklemmen und zu starken kolikartigen Beschwerden, hellem Stuhl und dunklem Harn, eventuell gepaart mit hohem Fieber, führen. Für diese Art der Störungen sind Phytotherapeutika nicht die erste Wahl in der Behandlung – da bedarf es neben synthetischen Arzneimitteln meist auch der chirurgischen Versorgung.

Beschwerden wie Krämpfe, Druckgefühl im Oberbauch, leichte Schmerzen, die jedoch auf eine verminderte Gallenproduktion zurückzuführen sind, lassen sich hingegen in der Regel gut mit pflanzlichen Arzneimitteln beeinflussen. Auch bei Verdauungsbeschwerden, wie sie manche Patienten nach Gallensteinoperationen angeben, bewähren sich vor allem Artischockenblätter, Pfefferminze und Schafgarbe, die auch auch gerne als Küchenkräuter angewendet werden und oft auch Bestandteil von „Verdauungsschnäpsen" sind.

Tipp:

- *Präparate zum Anregen des Gallenflusses sollten zwischen den Mahlzeiten eingenommen werden.*
- *Besser als jede Form der Therapie ist eine Ernährung mit Nahrungsmitteln, die der Patient wirklich gut verträgt, und ein konsequentes Weglassen von persönlich nicht gut verträglichen Speisen.*

Harnwegsinfekte

Beschwerden, die durch die Entzündungen der ableitenden Harnwege auftreten – wie Schmerzen, Brennen beim Urinieren, sehr häufiger und schmerzhafter Harndrang, Schmerzen im Unterbauch – betreffen vor allem Frauen. Durch die im Vergleich zum Mann kurze Harnröhre können Keime bei der Frau leichter ihren Weg in die Harnwege finden und treffen im warmen, feuchten Milieu der Harnblase auf einen idealen Ort zur Vermehrung. Bei Männern treten solche Erkrankungen meist erst in Folge von Vergrößerungen der Prostata auf, weil damit das Harnlassen erschwert wird und oft große Restharnmengen in der Blase verbleiben, wodurch Keime ebenfalls gute Vermehrungsbedingungen vorfinden.

Pflanzliche Arzneimittel haben bei der Behandlung dieser Beschwerden meist einen komplementären Charakter, denn eine alleinige Behandlung mit Phytopharmaka reicht meist nicht aus, um die Infektionen in den Griff zu bekommen. Meist – vor allem wenn die Patienten unter Fieber leiden und die Harnwegsinfekte gehäuft auftreten – ist eine antibiotische Therapie unumgänglich.

Die Verwendung von Bärentraubenblättern kann durch deren keimhemmende Wirkung den Behandlungserfolg einer antibiotischen Therapie begünstigen. Gute Erfolge erzielt man auch mit Preiselbeeren.

Bei Harnwegsinfektionen erweist es sich zudem als hilfreich, die Harnmenge zu erhöhen, um das Ausspülen der Keime zu begünstigen. Zu diesem Zweck eignen sich vor allem

- *Birkenblätter,*
- *Brennnesselblätter,*
- *Goldrutenkraut,*
- *Hauhechelwurzel,*
- *Orthosiphonblätter,*
- *Schachtelhalmkraut.*

Tipp: *Viel trinken – nicht nur zur Unterstützung einer Behandlung, sondern auch zum Vorbeugen!*

Hämorrhoiden

Unter Hämorrhoiden versteht man schmerzhafte, knotenförmige Erweiterungen von Gefäßen im Enddarmbereich, ähnlich Krampfadern an den Beinen. Diese Knoten sind meist eine langfristige Folgewirkung von hartem Stuhl, langem Sitzen bzw. Schwangerschaften. Sie können sich auch entzünden und es kann auch zu Blutungen kommen.

Zur Behandlung eignen sich Bäder, Salben und Zäpfchen, die

- *Arnika,*
- *Eichenrinde,*
- *Hamamelisrinde und blätter oder*
- *Kamille* enthalten.

Hinweis: *Blutungen und Blutauflagerungen auf dem Stuhl bedürfen einer ärztlichen Abklärung, da sie auch durch bösartige Tumore im Darmbereich hervorgerufen werden können und eine frühzeitige Diagnose die Heilungsaussichten der betroffenen Patienten deutlich erhöhen kann.*

Tipp: *In der akuten Phase von Hämorrhoiden kann eine zusätzliche kurzfristige Einnahme von stuhlerweichenden Präparaten (siehe Verstopfung) sinnvoll sein.*

Hautentzündungen

Heilpflanzenanwendungen können bei leichteren Formen von Hautentzündungen und Akne sinnvoll eingesetzt werden. Günstig können sich Umschläge und Salbenpräparate aus folgenden Pflanzen auswirken:

- *Eichenrinde,*
- *Hamamelis,*
- *Kamille oder*
- *Ringelblume.*

Hinweis: *Bei schweren, großflächigen und nässenden Hautveränderungen, Furunkeln und bei Verdacht auf Hauttumore bedarf es einer hautärztlichen Abklärung zur weiterführenden Therapie.*

Herzschwäche

Die Verwendung von Weißdorn hat in der Volksmedizin lange Tradition. Die Wirksamkeit dieser Pflanze konnte durch Untersuchungen bei milden bis mittelschweren Formen der Herzschwäche (bis NYHA II = nach der Einteilung der New York Heart Association, beim Stadium 2 treten Beschwerden bei stärkerer körperlicher Belastung auf) nachgewiesen werden und es stehen heute standardisierte Präparate zur Einnahme zur Verfügung.

Achtung: *Die Einnahme von Weißdornpräparaten bei Herzbeschwerden sollte nicht ohne ärztliche Begleitung und Kontrolle erfolgen, da eine Anwendung nur bei milden Formen der Herzschwäche sinnvoll ist. Bei höhergradiger Herzschwäche bedarf es der Einnahme von synthetischen Arzneimitteln – Phytopharmaka sind dann alleine nicht mehr ausreichend wirksam.*

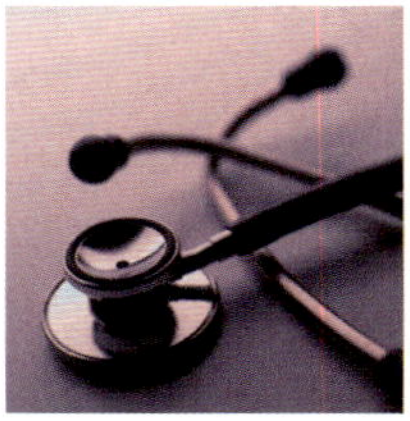

Hirnleistungsstörungen

Hirnleistungsstörungen betreffen immer mehr Menschen, und diese Störungen können unterschiedliche Auswirkungen auf die Denkfähigkeit, die Wahrnehmung und das Sozialverhalten von Menschen haben.

Untersuchungen konnten zeigen, dass Ginkgopräparate gute Wirksamkeit für diese Störungen zeigen.

Immunstärkung

Als pflanzliche Präparate stehen für diesen Zweck vor allem verschiedene Präparate aus Sonnenhutpflanzen (Echinacea purpura) zur Verfügung. In Untersuchungen konnte nachgewiesen werden, dass durch die Verwendung dieser Pflanzenpräparate eine Steigerung der unspezifischen Immunabwehr möglich ist – einerseits werden spezielle weiße Blutkörperchen aktiviert, andererseits können körpereigene Stoffe aktiviert werden, die die Körperzellen vor dem Eindringen von Viren schützen.

Durch den Gebrauch dieser Präparate konnte bei Patienten mit geschwächtem Immunsystem das Wiederauftreten von Infektionen vermindert und die Häufigkeit von Infektionen der oberen Atemwege oder der Harnwege verringert werden. Bei bereits bestehenden viralen Infektionen klingen die Beschwerden meist früher ab und der Abheilungsprozess kann positiv beeinflusst werden.

Hinweis:

- *Es wird empfohlen, Sonnenhutpräparate nicht bei chronischen Systemerkrankungen wie Tuberkulose, Blutkrebsformen, Erkrankungen des rheumatischen Formenkreises, Multipler Sklerose, HIV und anderen Autoimmunerkrankungen anzuwenden. Eine individuelle Behandlung sollte bei Personen, die an diesen Erkrankungsbildern leiden, nur nach intensiver Abklärung und Rücksprache mit den behandelnden Ärzten erfolgen.*

- *Da nicht genügend Informationen über die Sicherheit der Anwendung in der Schwangerschaft und Stillzeit vorliegen, sollten diese Präparate daher in dieser Zeit auch nicht verwendet werden. Kleinkinder sollten ebenfalls nicht damit versorgt werden.*

Kreislaufschwäche

Blutdruckwerte mit Ruheblutdruckwerten unter 100/60 mmHg haben meist keine organische Krankheitswirkung und bedürfen meist keiner medikamentösen Behandlung (außer bei akuten Schocksymptomen). Die Beschwerden, die vor allem in der Früh lästig sein können, zeichnen sich unter anderem durch Müdigkeit, Schwindel, Unwohlsein, Kältegefühl oder psychische Verstimmung aus. Neben regelmäßiger körperlicher Aktivität können auch Badeanwendungen aus der Kneipp-Therapie (Knieguss in der Früh zum Aufstehen) eine Linderung der Beschwerden bewirken. Als pflanzliche Arzneimittel können

- *Rosmarin oder*
- *Lavendel*

günstige Effekte zeigen.

Leberprobleme

Die Leber hat neben Entgiftungsfunktionen auch eine wichtige Aufgabe bei der Produktion von Verdauungsenzymen (z.B. Galle) und Gerinnungsfaktoren. Schäden der Leber durch Entzündungen (Hepatitis) oder Untergang von Leberzellgewebe und Umbau der Leber durch Bindegewebe (Leberzirrhose) zeigen oft erst in weit fortgeschrittenem Stadium Beschwerden. Wenn es zu einem Rückstau von Gallenfarbstoff ins Blut kommt, führt dies zu einer Gelbfärbung der Haut und der Augen. Viele chemische Stoffe – auch reichlicher Alkoholgenuss – können zu diesen schweren Leberzellschäden führen.

Bei allen Leberschäden empfiehlt sich die Anwendung von Präparaten aus Mariendistelfrüchten und es muss konsequent auf Stoffe verzichtet werden, die eine weitere Leberschädigung hervorrufen können.

Bei Leberentzündungen sind pflanzliche Arzneimittel keine Therapiemittel der ersten Wahl, sie können aber sehr wohl unterstützend sinnvoll sein. Zur Therapie des schweren Vergiftungssyndroms bei Knollenblätterpilzvergiftungen werden auch in der Klinik Medikamente angewendet, die aus der Mariendistel gewonnen werden.

Magenentzündung

Die Entzündung der Magenschleimhaut kann akut oder chronisch auftreten. Für akute Entzündungen können entweder Keime oder Ernährungsfehler (reichlicher Alkoholgenuss, sehr scharfe Speisen) verantwortlich gemacht werden. Bei chronischen Erkrankungen stehen Lebensstilprobleme (Stress, reichlicher Nikotingenuss usw.) meist Pate bei der Ausbildung dieser Beschwerden.

Es kann bei diesem Beschwerdebild zu Schmerzen im Oberbauch, Krämpfen und Völlegefühl mit Erbrechen kommen.

Tees und Präparate aus

- *Eibischwurzeln,*
- *Kamillenblüten,*
- *Melissenblättern und*
- *Süßholzwurzeln*

können bei diesen Beschwerden sinnvoll sein.

Hinweis:

- *Sollten diese Beschwerden über längere Zeit bestehen, so ist eine fachärztliche Abklärung dringend nötig, denn hinter diesen Beschwerden können sich auch Magengeschwüre und bösartige Tumore verbergen. Heute wissen wir auch, dass diese Beschwerden häufig durch einen speziellen Keim (Helicobacter pylori) hervorgerufen werden können, der sich gut mit einer Antibiotikatherapie behandeln lässt – wodurch meist auch die Beschwerden verschwinden.*
- *Bei Erbrechen von Blut (sieht meist aus wie Kaffeesatz) oder beim Auftreten von schwarzen Stühlen (durch die Verdauungsenzyme färbt Blut den Stuhl schwarz) muss unverzüglich ärztliche Hilfe in Anspruch genommen werden.*

Menstruationsbeschwerden

Viele Frauen klagen über Beschwerden vor und während der monatlichen Periode. Besonders beim so genannten „prämenstruellen Syndrom" mit psychischen Problemen wie depressive Verstimmungsbilder, Schlafstörungen, Spannen in den Brüsten, Kopfschmerzen wirken sich Präparate aus Mönchspfeffer günstig aus.

Mönchspfeffer wirkt sich auch günstig bei Beschwerden (Krämpfe und Schmerzen im Unterbauch) während der Menstruation aus und kann gut mit Präparaten aus

- *Gänsefingerkraut und*
- *Schafgarbenkraut*

kombiniert werden.

Mund- und Rachenschleimhautreizungen bzw. -entzündungen

Entzündungen im Mund- und Rachenbereich treten in jedem Alter auf und können durch Keime, aber auch durch mechanische Reizungen (z.B. Druckstellen bei Zahnprothesen) entstehen. Für diese Art der Beschwerden steht eine Vielzahl von pflanzlichen Stoffen zum Spülen und Gurgeln zur Verfügung. Es können Spülungen aus Tees, Tinkturen und Fertiglösungen aus folgenden Pflanzen verwendet werden:

- *Arnika,*
- *Eichenrinde,*
- *Salbei,*
- *Gänsefingerkraut,*
- *Kamille,*
- *Hamamelisblätter und -rinde,*
- *Melisse,*
- *Tausendgüldenkraut,*
- *Enzianwurzel,*
- *Isländisches Moos,*

- *Ringelblume,*
- *Spitzwegerich,*
- *Thymian.*

Nervosität

Angst- und Unruhezustände sind oft die Folge von unzureichender Erholung und Regeneration und können zu Unkonzentriertheit, Gereiztheit und Erschöpfung sowie auch zu Schlafstörungen führen (siehe dort).

Neben entsprechenden Lebensstiländerungen, Bewegung in frischer Luft und ausreichenden Erholungsmöglichkeiten können Präparate aus folgenden Pflanzen hilfreich sein:

- *Baldrian,*
- *Lavendelblüten,*
- *Hopfen,*
- *Melisse,*
- *Passionsblume.*

Hinweis: *Wenn diese Beschwerdebilder länger anhalten, kann es auch zum Auftreten von körperlichen Reaktionen im Sinne von psychosomatischen Störungen kommen.*

Nieren- und Blasensteine

In den harnableitenden Systemen können sich Steine bilden. Größere Steine werden meist eher zufällig entdeckt, während kleinere Steinchen, die abgehen und sich in den Harnleitern usw. verklemmen, zu schweren Koliken führen können. Manche Patienten leiden auch an so genanntem Nierengries, wo nur kleinste Steinchen auftreten, die aber auch zu milden Beschwerden Anlass geben.

In der Akutphase der Erkrankung wird man bei schweren Koliken meist eine notärztliche Behandlung benötigen. Bei kleineren Steinen kann ein Ausschwemmversuch unter ärztlicher Betreuung mit pflanzlichen Arzneimitteln versucht werden, wozu sich vor allem

- *Birkenblätter,*
- *Brennnesselblätter,*
- *Goldrutenkraut,*
- *Hauhechelwurzel,*
- *Orthosiphonblätter,*
- *Schachtelhalmkraut* gut eignen.

Sollte der Stein nicht von selbst abgehen, braucht es eine intensivere urologische Behandlung.

Hinweis: *Diese Pflanzen eignen sich auch zur Vorbeugung.*

Tipp: *Viel trinken!*

Prostatavergrößerung

Die Prostata umschließt die männliche Harnröhre vollständig. Probleme mit dieser anatomischen Struktur können dann auftreten, wenn es zu Vergrößerungen und Verhärtungen der Prostata kommt. Viele Männer über 50 Jahren weisen eine vergrößerte Prostata auf, und bei manchen führt diese Veränderung zu Beschwerden beim Harnlassen, zu häufigem Harndrang und zu Harnträufeln. Durch die Entleerungsstörungen der Harnblase finden Keime häufig günstige Bedingungen zur Vermehrung und es können Blasenentzündungen auftreten.

Bei der so genannten „gutartigen Prostatavergrößerung" können die Beschwerden durch

- *Brennnesselwurzel,*
- *Kürbissamen,*
- *Sägepalmfrüchte*

meist gut beherrscht werden.

Achtung:

- *Da sich hinter dem Beschwerdebild auch eine bösartige tumoröse Veränderung der Prostata verbergen kann, sollte vor Beginn einer Phytotherapie eine urologische Abklärung erfolgen (jeder Mann ab dem 50. Lebensjahr sollte einmal im Jahr zur Vorsorgeuntersuchung zum Urologen gehen).*

- *Durch die Phytotherapie können die Beschwerden gut gemildert werden, aber die Prostatavergrößerung selbst wird durch die pflanzlichen Wirkstoffe nicht beeinflusst – d.h. weitere, regelmäßige urologische Kontrollen sind dringend angeraten.*

Quetschungen, Prellungen

Bei akuten Verletzungen (bei Verdacht auf Knochenbruch oder Verrenkungen ist unbedingt eine unfallchirurgische Abteilung aufzusuchen!) eignen sich als Erste Hilfe immer gut Wickel, Auflagen usw. mit kaltem Wasser.

In der Folge können dann Salben, Gels, Umschläge usw. mit

- *Arnika oder*
- *Beinwell*

den Heilungsprozess fördern.

Rheumatische Erkrankungen

Da rheumatische Erkrankungen eine Vielzahl von Beschwerdebildern verursachen können, spricht man auch vom so genannten „rheumatischen Formenkreis". Es können durch diese Erkrankung Weichteile betroffen sein und Gelenke in ihrer Struktur stark verändert werden. Bei manchen Formen stehen entzündliche Veränderungen im Mittelpunkt des Krankheitsgeschehens. Durch diese Vielzahl der Veränderungen bietet sich natürlich auch ein sehr buntes Bild an Beschwerden an, und es kann zu Schmerzen – bis hin zur deutlichen Bewegungseinschränkung – an Gelenken, an Muskeln, an Muskelansätzen, aber auch zu Schwellungen und Veränderungen der Gelenke kommen. Viele Patienten geben vor allem Beschwerden am Morgen an, die als Morgensteifigkeit besonders ausgeprägt sein können.

Da dieses Beschwerdebild sehr unterschiedliche Ausprägungsformen aufweisen kann, ist die Diagnosefindung auch mit modernen Untersuchungsmethoden nicht immer einfach – bevor eine phytotherapeutische Behandlung begonnen wird, sollte eine gründliche ärztliche Diagnosefindung erfolgen.

In der Anfangsphase können pflanzliche Arzneimittel hilfreich sein, im fortgeschrittenen Stadium wird sich wohl eine Kombination mit synthetischen Arzneimitteln empfehlen.

Folgende Pflanzen eignen sich zur Behandlung von rheumatischen Beschwerden als Ergänzung zur schulmedizinischen Therapie:

- *Arnikablüten – für Umschläge, in Salben,*
- *Birkenblätter – zur Erhöhung der Harnausscheidung,*
- *Brennnesselblätter – zur Erhöhung der Harnausscheidung,*
- *Eukalyptusblätteröl – in Einreibung zur Verbesserung der lokalen Durchblutung,*
- *Kiefernnadelöl – in Einreibung zur Verbesserung der lokalen Durchblutung,*
- *Teufelskralle – hemmt Entzündungsvorgänge,*
- *Weidenrinde – hemmt Entzündungsvorgänge.*

Hinweis:

- *Sollten Gelenke geschwollen sein, hitzen und schmerzen, sind kalte Umschläge und Eispackungen hilfreich.*
- *Frühezeitig ist eine ergo- und physiotherapeutische Beratung und Therapie anzustreben, um gelenkschonende Arbeitsweisen und richtige Übungen zur Erhaltung der Beweglichkeit der Gelenke zu erlernen. Eine regelmäßige, schonende Bewegung kann mithelfen, die Beweglichkeit der Gelenke zu erhalten.*

Schlafstörungen

Schlafstörungen können häufig auch mit Angst- und Unruhezuständen unter Tage vergesellschaftet sein. Die Menge an Schlaf, die für die nötige Erholung sorgt, ist individuell sehr unterschiedlich, nimmt aber in der Regel im Alter deutlich ab. Besonders häufig klagen ältere Menschen, dass sie frühmorgens wach liegen und nicht wieder einschlafen können. Bei Befragungen erfährt man dann, dass sie normalerweise jeden Abend um 9 Uhr schlafen gehen und eine Stunde Mittagsschlaf halten. In diesen Fällen darf man sich aber nicht wundern, wenn man um 4 Uhr in der Früh wieder munter ist, denn der Körper hat einfach genug Schlaf bekommen. Bei manchen Betroffenen ist auch der Schlafrhythmus gestört und so kommt es zu einem frühzeitigen Aufwachen in den Phasen des oberflächlichen Schlafes.

Schlafstörungen sind als ganzheitliches Problem zu erfassen und die Bewältigung bedarf einer ebensolchen ganzheitlichen Herangehensweise: Lebensstiländerungen (z.B. schweres Essen am Abend meiden, wenig Kaffee trinken), Bewegung in frischer Luft und Schlafrituale (z.B. am Abend eine Stunde vor dem Zu-Bett-Gehen nicht mehr fernsehen, sich mit einem Buch, mit einem Kräutertee und ruhiger Musik entspannen) können dabei helfen, wieder zu erholsamem Schlaf zu finden. In schwerwiegenden Fällen ist eine Untersuchung in einem Schlaflabor wichtig.

Die folgenden pflanzlichen Präparate können bei Schlafstörungen unterstützend helfen:

- *Baldrian,*
- *Lavendelblüten,*
- *Hopfen,*
- *Melisse,*
- *Passionsblume.*

Schnupfen

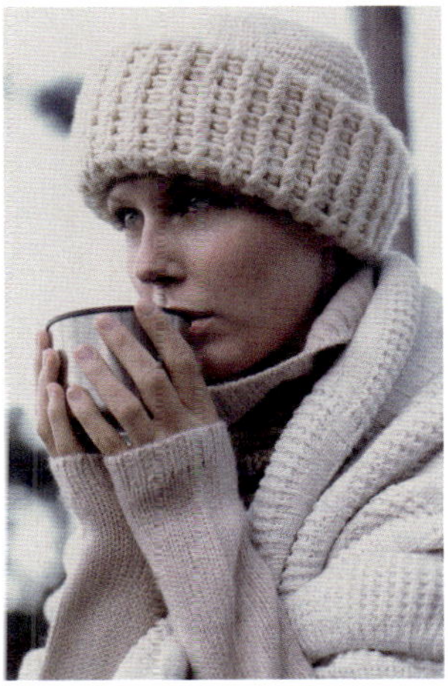

Schnupfen wird in der Regel durch Viren ausgelöst und kann zu großen Mengen an wässrigem Nasensekret führen. Sollte sich das Sekret gelblich-grünlich verfärben und tritt auch Fieber auf, so ist an eine bakterielle Sekundärinfektion zu denken. Diese bakterielle Sekundärinfektion kann durch einen Sekretstau durch zugeschwollene Nasenschleimhaut begünstigt werden. Der Sekretstau kann auch zu einem Befall der Nasennebenhöhlen (Nebenhöhlenentzündung) führen, was sich durch Druckgefühl und Schmerzen in den Wagen, Stirn oder Augen bemerkbar macht.

Die Anwendung nachfolgender Pflanzen kann empfohlen werden:

- *Kamille,*
- *Minze,*
- *Sonnenhut.*

Tipps:

- *Inhalationen mit kochendem Salzwasser mit Kräuterzugaben können sich günstig auf die gesamten Schleimhäute der Atemwege und des Nasenrachenraums auswirken.*
- *Reichlich trinken.*

Hinweis:

- *Bei gelblich-grünlichem Sekret, Fieber und Zeichen einer Nebenhöhlenentzündung (Schmerzen, Druckgefühl über den betroffenen Nebenhöhlen, starke Kopfschmerzen) kann die Phytotherapie nur mehr als Begleitmaßnahme empfohlen werden, es ist ein Besuch beim Arzt dringend angeraten, um die Notwendigkeit einer Antibiotika-Therapie abzuklären.*
- *Keine Anwendung von Minzölen und mentholhaltigen Präparaten im Gesicht und in der Nähe von Atemwegen von Säuglingen und Kleinkindern – Dosierungen und Anwendungsanleitung der Präparate sind unbedingt einzuhalten.*

Schweiss im Übermass

Durch die Produktion von Schweiß gelingt es dem Körper, die Körpertemperatur stabil zu halten. Sollte es zu einer übermäßigen Schweißproduktion kommen, so können Präparate aus Salbeiblättern hilfreich sein. Wichtig ist es auch, luftige Kleidung aus Naturfasern zu tragen und scharfe Gewürze und übermäßigen Kaffee- und Teegenuss zu meiden.

TUMORE (BÖSARTIGE)

Bösartige Tumore können in jedem Körpergewebe entstehen und trotz moderner Operationsmethoden, Bestrahlungen und Chemotherapie können manche Patienten durch diese Behandlungsmethoden nicht geheilt werden. Intensive Forschungen bringen immer wieder neue Chemotherapeutika auf den Markt, die auch aus Pflanzen gewonnen wurden – so steht seit einigen Jahren Taxol, das aus einer Eibenart gewonnen wird, zur Behandlung von Tumoren zur Verfügung.

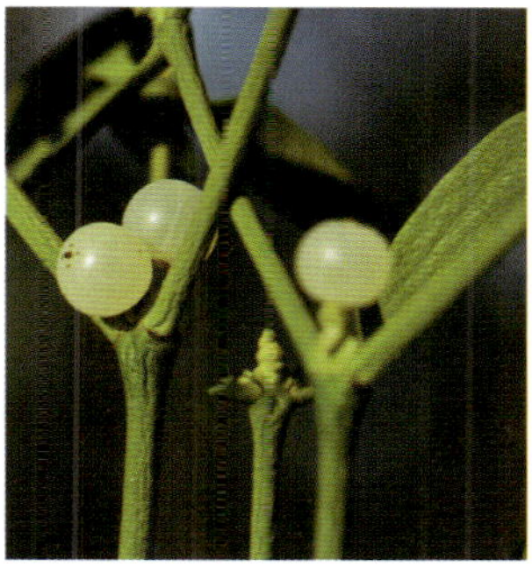

Aufgrund der belastenden Behandlungsmethoden und oft schlechten Heilungsaussichten suchen viele Betroffene und Angehörige nach Alternativen und werden somit auch manchmal Opfer von „Heilern", die mit pflanzlichen Präparaten (die in der Regel zu horrenden Preisen angeboten werden) Wunderheilungen versprechen. Nun, Wunder gibt es in der Medizin, aber diese sind leider sehr selten, und bis zum heutigen Tage sind keine pflanzlichen Arzneimittel bekannt, die diese Versprechen und Hoffnungen wirklich erfüllen könnten. Besondere Vorsicht ist angebracht, wenn die Heilung nur dann versprochen wird, wenn die schulmedizinische Behandlung vor Gabe dieser Präparate abgebrochen werden soll. Jegliche Therapieversuche dieser Art sollten unbedingt mit den behandelnden Ärzten abgesprochen werden.

In den letzten Jahren wurden auch weiterführende Untersuchungen zur Wirksamkeit von Mistelpräparaten durchgeführt, die eine deutliche Verbesserung der Lebensqualität der Patienten ergeben. Viele Patienten haben durch Mistelpräparate die Chemotherapie und Bestrahlungen besser vertragen. Diese ermutigenden Ergebnisse haben dazu geführt, dass an manchen Tumorabteilungen Mistelpräparationen als Ergänzung zur Therapie angeboten werden. Nach heutiger Erkenntnis gehört die Misteltherapie bei Tumoren in die Hand eines erfahrenen Arztes und kann für Patienten unterstützend hilfreich sein.

Verdauungsstörungen (Dyspepsie)

Unter diesem Begriff versteht man das Auftreten von Drücken und Schmerzen im Oberbauch, Sodbrennen und Völlegefühl nach Mahlzeiten. Ursache dieser Beschwerden können der Mangel an Magensaft, verminderte Gallenproduktion oder die Produktion anderer wichtiger Verdauungsenzyme sein.

Präparate aus folgenden Pflanzen können bei diesem Beschwerdebild Abhilfe schaffen:

- *Artischocken,*
- *Enzian,*
- *Fenchel,*
- *Minze,*
- *Ingwer,*
- *Schafgarbe,*
- *Tausendgüldenkraut,*
- *Teufelskrallenwurzel.*

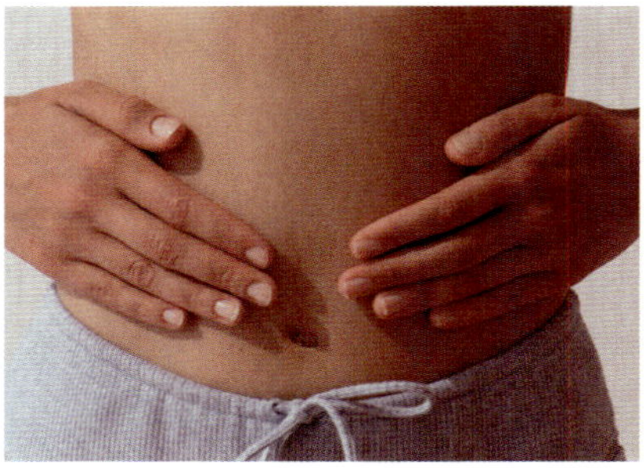

Viele dieser Pflanzen schmecken bitter, was zu einem Anregen der Magensäfte führt.

Hinweis: *Sollten die Beschwerden anhalten, so ist unbedingt eine ärztliche Abklärung erforderlich, da sich auch bösartige Erkrankungen des Magens, Zwölffingerdarms und anderer Verdauungsorgane auf diese Weise bemerkbar machen können.*

Venenschwäche

In der westlichen Welt leiden viele Menschen an Venenproblemen. Neben einer angeborenen Bindegewebschwäche begünstigen Übergewicht, ausschließlich stehende und sitzende Berufe und Bewegungsmangel dieses Beschwerdebild. Anfangs geben die Betroffenen schwere Beine und abendliche Knöchelschwellungen an. Bei Anhalten der Beschwerden werden die regelrechten Strukturen der Venenwände geschädigt, es treten Krampfadern auf und durch Minderversorgung von umliegendem Gewebe kann es zum Auftreten von Geschwüren („offene Beine") kommen.

Wichtig ist ein früher Behandlungsbeginn mit einem Behandlungsmix, der neben der Phytotherapie vor allem eine konsequente Gewichtsreduktion, regelmäßige körperliche Bewegung (am besten im Sinne eines Ausdauertrainings), Beingymnastik, regelmäßiges Hochlagern von Beinen und Treten im kalten Wasser beinhalten soll. Lassen sich ausschließlich stehende berufliche Belastungen nicht vermeiden, so sollten bei der Arbeit Kompressionsstrümpfe getragen werden und immer zwischendurch einfache Übungen zur Aktivierung der Muskelpumpe der Waden (z.B. sich immer wieder auf die Zehen stellen usw.) durchgeführt werden.

Bei fortgeschrittenen Formen wie Krampfadern und Geschwüren können chirurgische Interventionen und eine fachärztliche Behandlung mit Kompressionsverbänden nötig sein.

Wichtiger Hinweis: *Pflanzliche Stoffe können diese Maßnahmen nur unterstützen und stellen keinen Ersatz der anderen Empfehlungen dar.*

Für folgende Pflanzen liegen abgesicherte Untersuchungen vor:

- *Hamamelisrinde,*
- *Rosskastaniensamen,*
- *Weinlaub.*

Diese Stoffe haben eine entzündungshemmende, eine schwellungsvorbeugende und gefäßabdichtende Wirkung. Gele können auch unter Kompressionsstrümpfen angewendet werden.

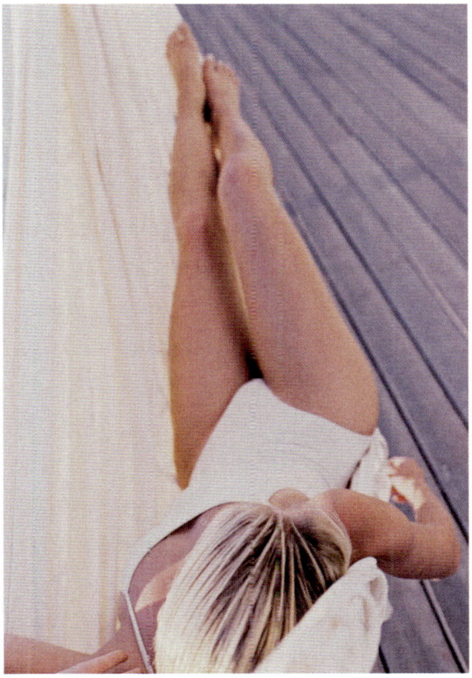

Achtung:

- *Sollten sich gerötete Stellen und Knoten bilden, die hitzen und stark schmerzen, so dürfen keine Salben und Gele einmassiert werden. Es ist unverzüglich ärztliche Hilfe in Anspruch zu nehmen, da die Gefahr besteht, dass sich eine Venenentzündung gebildet hat und Blutgerinnsel durch die Massage gelöst und mit dem Venenstrom verschleppt werden können, was zu lebensbedrohlichen Lungenembolien führen kann.*
- *Auf bereits offene Geschwüre dürfen als Selbstbehandlung keine Salben und Gele aufgetragen werden.*
- *In der Schwangerschaft und Stillzeit sind diese Präparate nur nach Rücksprache mit dem betreuenden Frauenarzt zu verwenden.*

Verstopfung

Chronische Verstopfung ist häufig eine Folge von Fehlernährung (zu wenig Ballaststoffe), zu geringer Flüssigkeitszufuhr (vor allem ältere Menschen trinken in der Regel zu wenig, weil das Durstgefühl geringer ist) und zu wenig körperlicher Bewegung.

Um dieses Problem in den Griff zu bekommen, sollten vor allem eine Lebensstiländerung (mehr Bewegung, Zeit für den Toilettengang usw.) und eine Umstellung der Ernährungs- und Trinkgewohnheiten im Vordergrund stehen.

An erster Stelle sollten dann pflanzliche Stoffe eingenommen werden, die im Darm quellen und so die Darmperistaltik anregen. Leinsamen oder Flohsamen eignen sich für diesen Zweck sehr gut und können auch über einen längeren Zeitraum eingenommen werden. Wichtig für die Wirksamkeit ist die Zufuhr von reichlich Flüssigkeit.

Es gibt auch Pflanzen, die eine sehr stark abführende Wirkung haben und sehr schnell wirken:

- *Aloe,*
- *Faulbaumrinde,*
- *Sennesblätter.*

Obwohl es sich um „natürliche“ Stoffe handelt, dürfen diese Präparate und Tees nur kurze Zeit angewendet werden (z.B. zur Stuhlerweichung bei akut schmerzenden Hämorrhoiden, zur Operationsvorbereitung), denn eine langfristige Einnahme kann zu schweren Veränderungen im Salzhaushalt des Körpers führen und den Darm nachhaltig schädigen.

Hinweis: *Verstopfung kann auch durch bösartige Darmerkrankungen verursacht werden – auch wenn im Wechsel dazu Durchfall oder blutiger und schwarzer Stuhl auftreten. Bei diesen Anzeichen ist ebenso wie bei starken Schmerzen und anhaltender Verstopfung ärztliche Hilfe in Anspruch zu nehmen.*

Wechselprobleme

Die Umstellung des Hormonhaushaltes der Frau ab 45 (individuell sehr unterschiedlich) kann bei einigen Frauen mit erheblichen Beschwerden verbunden sein (Wallungen, Hitzegefühle, Schlafstörungen, depressive Verstimmungsbilder usw.). Die Ausprägung dieser Beschwerden kann sehr unterschiedlich sein und manche leiden mehr als andere. Wurde früher eher unkritisch zu Hormonpräparaten gegriffen, wünschen heute immer mehr Frauen für diese Beschwerden pflanzliche Alternativen. Präparate aus der

- *Traubensilberkerzenwurzel und*
- *Mönchspfeffer*

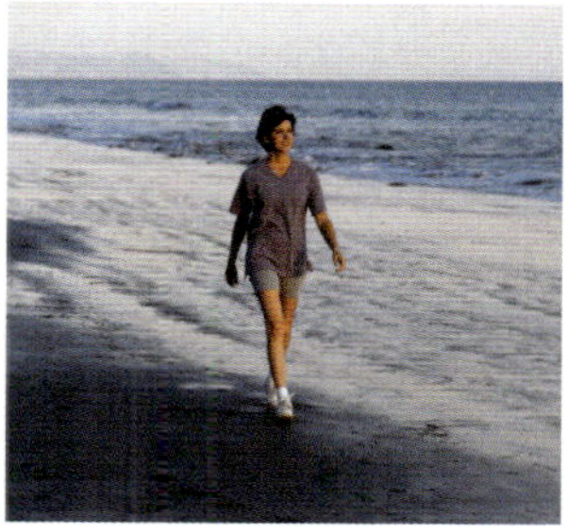

konnten in Untersuchungen ihre gute Wirksamkeit beweisen.

Hinweis:

- *Die Einnahme von pflanzlichen Präparaten sollte mit dem Gynäkologen besprochen werden und es sollte vorher eine gründliche Untersuchung erfolgen.*
- *Viele Untersuchungen zeigen auch, dass Frauen diese Umstellungsphase besser bewältigen, wenn sie diese Zeit auch für eine Neugestaltung des Lebens nutzen und körperlich aktiv sind.*

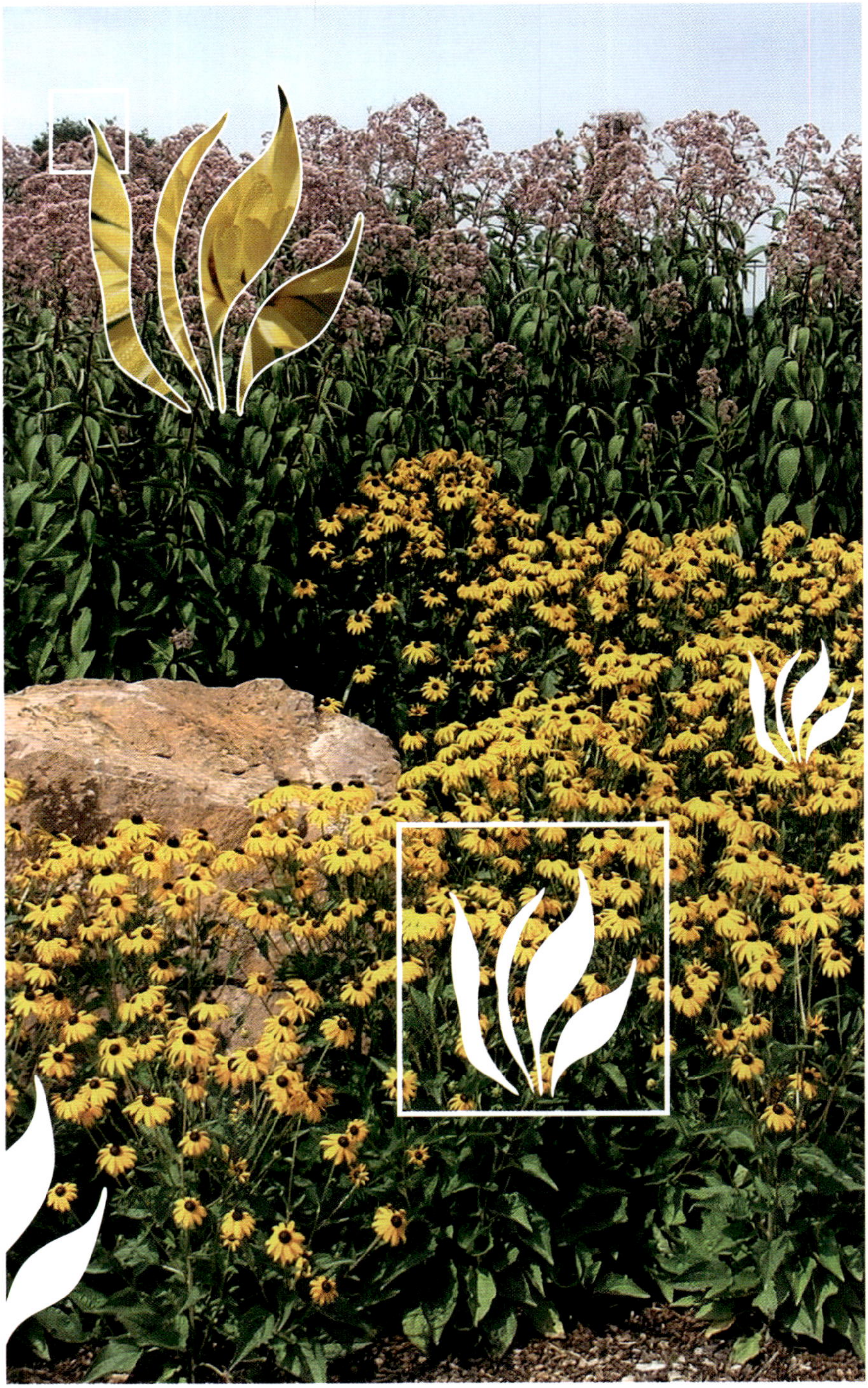

Die Zukunft der Phytotherapie

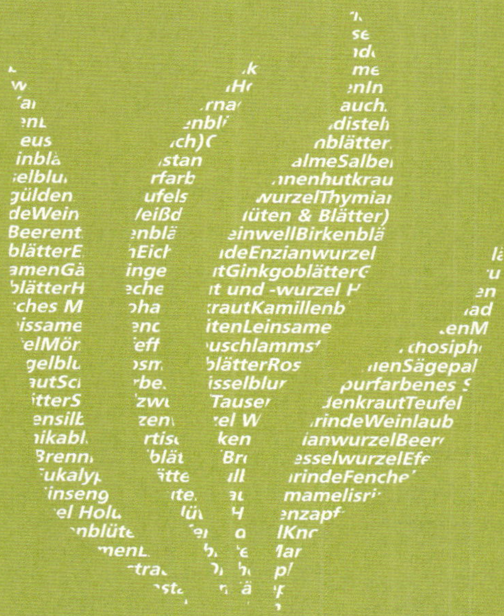

Die Zukunft der Phytotherapie

Natürlich lässt sich die zukünftige Entwicklung der Phytotherapie und der Heilpflanzenmedizin nicht vorhersagen, aber einige Trends lassen sich doch erkennen, die hier kurz umrissen werden sollen.

Kein Mangel an Arbeit

Es wird geschätzt, dass weltweit etwa 70.000 der rund 500.000 bekannten Pflanzen als Heilpflanzen verwendet werden und für die wenigsten dieser Pflanzen sind bisher Untersuchungen über mögliche wirksame Inhaltsstoffe beziehungsweise über deren Wirksamkeit angestellt worden.

Somit ist für Generationen von Pharmakognosten Arbeit vorprogrammiert – leider schrumpfen aber an den Universitäten die Budgets und somit werden manche Pflanzen noch lange ihre Geheimnisse hüten.

Klinische Studien

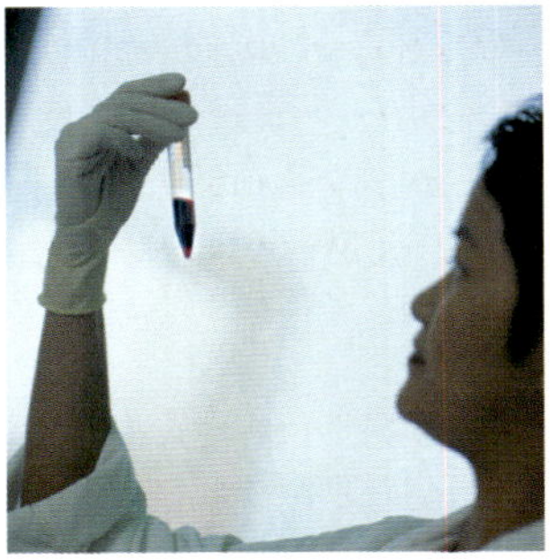

Gibt es heute für manche Pflanzen und deren Wirkstoffe schon gute Untersuchungen, so fehlen für viele andere Stoffe und Pflanzen klinische Wirkstudien. Dieser Mangel ist besonders bei Kinderdosierungen groß, was übrigens auch für viele synthetische Arzneimittel gilt.

Auf der einen Seite werden heute für Arzneimittelzulassungen solche Studien verlangt – was sicher richtig ist –, auf der anderen Seite sind diese Studien aber sehr kostenaufwändig. Phytopharmazeutische Betriebe sind meist kleinere Unternehmen, die die Kosten für diese geforderten Untersuchungen nicht immer aufbringen können und daher werden manche pflanzlichen Arzneimittel eher nicht auf den Markt gebracht werden, da sich diese Kosten nicht rechnen.

Kombination von Wirkstoffen

Gibt es über die Wirksamkeit von Einzelstoffen zum Teil schon sehr gute Erkenntnisse, so gibt es zu Fragen der Wechselwirkungen mit anderen pflanzlichen, aber auch mit synthetischen Arzneimitteln noch wenig konkrete Ergebnisse. Auch für die Neuzulassung von Kombinationspräparaten müssen heute Studien vorgelegt werden und manch bewährtes Kombinationspräparat, das heute erhältlich ist, würde heute die Zulassungskriterien nicht mehr erfüllen und käme nicht auf den Markt. Das in Österreich und in Deutschland erhältliche Präparat Sinupret kann hier als Beispiel dienen, obwohl es nachweislich gute Wirksamkeit bei Schnupfen und Problemen der Atemwege zeigt.

Neue Studiendesigns

Studien werden häufig an Krankenhäusern durchgeführt. Durch den zunehmenden Kostendruck im Gesundheitswesen verringert sich aber die Verweildauer der Patienten in den Krankenhäusern ständig und es werden dort vor allem nur noch akut erkrankte Personen versorgt. Die Domäne der Phytotherapie sind aber nicht das Krankenhaus und die lebensbedrohlichen Erkrankungen, sondern die Praxis des niedergelassenen Arztes und die Selbstanwendung. Es braucht also auch hier neue Studiendesigns, die auf diese Besonderheit Rücksicht nehmen und doch gute und qualitätvolle, reproduzierbare Ergebnisse bringen.

Internationale Vernetzung

In den letzten 10 Jahren fand eine Intensivierung der internationalen Kontakte statt und in Ländern, die bisher wenig Forschung in der Komplementärmedizin betrieben haben, stehen nun auch zum Teil erhebliche Mittel für diese Forschung zur Verfügung. Leuchtendes Beispiel dieser Entwicklung sind die USA, die vor einigen Jahren ein eigenes Büro für die Erforschung der Komplementärmedizin (National Centre for Complemantary and Alternative Health) am National Institut for Health eingerichtet haben und dieses jährlich mit beträchtlichen Mitteln ausstatten. So stehen allein für das Fiskaljahr 2005 über 123 Millionen US-Dollar zur Verfügung!

Neben der Erforschung von energetischen Methoden und traditionellen Heilformen fließen auch erhebliche Mittel in die Phytotherapie-Forschung. Ein Schwerpunkt wird in Zukunft auch die Untersuchung der Mistel zur Behandlung von Tumoren sein.

Aktuelle Highlights

Es gibt einige Pflanzen die derzeit intensiv untersucht werden und die gute Ergebnisse hinsichtlich nachgewiesener Wirksamkeit erwarten lassen. Beispielhaft für diese Pflanzen können gelten:

- *Katzenkralle (Unicaria tomentosa): Diese Pflanze ist ein gutes Beispiel für Pflanzen, die schon lange in traditionellen Heilpraktiken verwendet werden und für die es dann gelingt, auch naturwissenschaftliche Nachweise für deren Effektivität zu erbringen. Die Pflanze wurde traditionell von Indianern des Amazonas-Regenwaldes in Peru verwendet und in Untersuchungen konnten Stoffe isoliert werden, die bei Gelenkentzündungen wirksam sein können. Erste klinische Studien belegen die Wirksamkeit etwa bei Arthritis.*

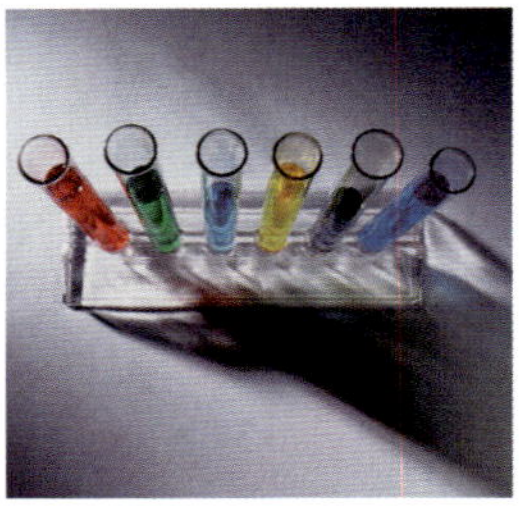

- *Rotklee (Trifolium pratense): Es gibt erste Hinweise, dass Inhaltsstoffe dieser Pflanze für Wechselbeschwerden hilfreich sein können. Die Untersuchungen laufen aber noch und es liegen noch keine abschließenden Ergebnisse vor, und folglich gibt es auch noch keine zugelassenen Arzneimittel.*
- *Untersuchungen von Phytohormonen: Eine Vielzahl von Pflanzen (z.B. Soja und andere Hülsenfrüchte) produzieren Stoffe, die eine ähnliche Wirksamkeit haben können wie körpereigene Hormone. Diese Stoffe sind heute Gegenstand intensiver Untersuchungen, und man glaubt in naher Zukunft Arzneimittel auf den Markt bringen zu können, die sich bei Wechselbeschwerden als hilfreich erweisen*

könnten. Zudem liegen erste Ergebnisse hinsichtlich der günstigen Beeinflussung des Blutzucker- und Fettstoffwechsels vor, womit sich in der Zukunft weitere Anwendungsgebiete eröffnen könnten.

- *Zimt: Es liegen für die lange als Gewürz bekannte Pflanze erste Untersuchungsergebnisse vor, die eine gewisse positive Beeinflussung des Blutzucker- und Fettstoffwechsels nahe legen. Für endgültige Aussagen ist es derzeit aber noch zu früh.*

Neue Vertriebswege

Erfreulicherweise hat in den letzten Jahren das Interesse an Phytotherapeutika deutlich zugenommen – was aber auch immer wieder zu leichtfertiger Verwendung von „Wundermitteln" führt. Da es für diese Produkte keine oder geringe wissenschaftliche Erkenntnisse gibt, können sie nicht als Arzneimittel in den Apothekenhandel gebracht werden, was aber der „Inverkehrbringung" oft keinen Abbruch tut. Entweder landen sie als „Nahrungsergänzungen" im Regal von Drogeriemärkten oder Marketingexperten erinnern sich der Methode der „Tupperware"-Produkte-Vermarktung. Es existieren heute ganze Handelsketten, die nur „Naturprodukte" auf den Heimmarkt werfen. Kräutertees, Aloe-vera-Produkte und andere pflanzliche Nahrungsergänzungen werden von kaum geschulten Beraterinnen (es gibt fast keine Männer in der Branche) zu Hause bei Partys angepriesen und verkauft. Diesen Beraterinnen, die meist auf freiberuflicher Basis tätig sind, wird durch die Anwerbung von weiteren Beraterinnen eine noch größere Verdienstmöglichkeit in Aussicht gestellt, womit der Pool weiter zunehmen wird. Da es heute immer schwieriger wird, Phytopharmaka auf den regulären Markt zu bringen, werden wir in Zukunft sicher eine Zunahme dieser Vertriebsschiene sehen, was der Versorgungsqualität der Bevölkerung mit Phytoprodukten sicher nicht zuträglich sein wird. Aber auch der Kauf von Phytopräparaten über das Internet wird noch weiter zunehmen – zum Teil sind manche Präparate in anderen Ländern nicht apothekenpflichtig und somit über das Internet zu beziehen. Da auch der Verkauf von synthetischen Arzneimitteln über diese Vertriebsschiene in den letzten Jahren zugenommen hat, kann auch hier mit einer Zunahme des Verkaufs von Phytopräparaten gerechnet werden. Bei dieser Form des Arzneimittelbezuges haben die Konsumenten überhaupt keine Beratung und keine Arzneimittelsicherheit, denn die Qualität der Produkte kann in der Regel nicht überprüft werden.

Kräuterwanderungen

Das Selbstsammeln von Kräutern erfreut sich wieder großer Beliebtheit – wohl auch, weil steigende Kosten im Gesundheitswesen die Verordnung von Phytopharmaka immer mehr in der Hintergrund gedrängt haben. In manchen Urlaubsregionen stehen deshalb Kräuterwanderungen auf dem Veranstaltungskalender, was ja an und für sich eine gute Sache ist. Geführte Wanderungen in den Bergen, in Mooren, an der See sind sicher ein schönes Urlaubserlebnis – besonders wenn man dabei auf die am Wegesrand wachsenden Pflanzen hingewiesen wird. Die zunehmende Begeisterung der Menschen für natürliche Lebensformen und biologische Ernährung wird auch das Interesse an solchen Führungen weiter anwachsen lassen, was prinzipiell sehr zu begrüßen ist.

Nur gibt es leider keine Standards in der Ausbildung dieser Führer. Manche verfügen über gute Pflanzenkenntnisse, wissen aber meist nur wenig über deren gesicherte medizinische Wirksamkeit und so wird den Kunden ein bunter Mix aus Volksmedizin, tatsächlichem Faktenwissen und tradierten Überlieferungen, die heutigen Erkenntnissen keinesfalls entsprechen, geboten – besonders beliebt ist dabei derzeit die Hildegard-Medizin.

Die Teilnahme an solchen Wanderungen kann sicher empfohlen werden, es ist schon sehr interessant zu sehen, wie die meist nur als fertige Präparate bekannten Pflanzen in der Natur aussehen, doch die vom Führer angebotenen medizinischen Anwendungsbeispiele sollten mit besonderer Vorsicht betrachtet werden.

Im Serviceteil dieses Buchs finden Sie Internetadressen von wissenschaftlichen Gesellschaften, die seriöse Angebote für Kräuterwanderungen machen, die neben einem schönen Naturerlebnis auch fachkundige Informationen bieten.

Serviceteil

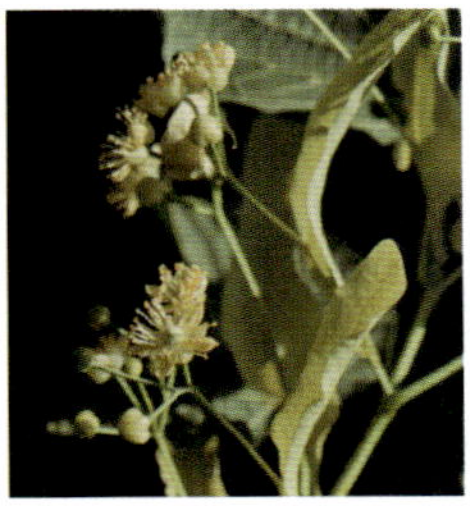
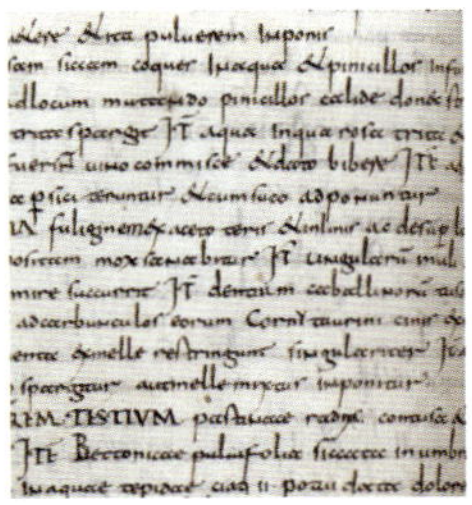
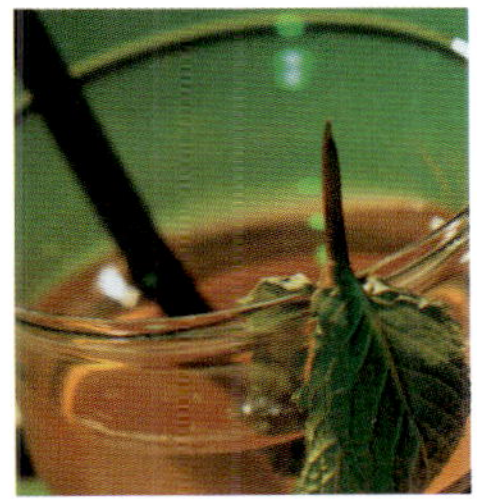
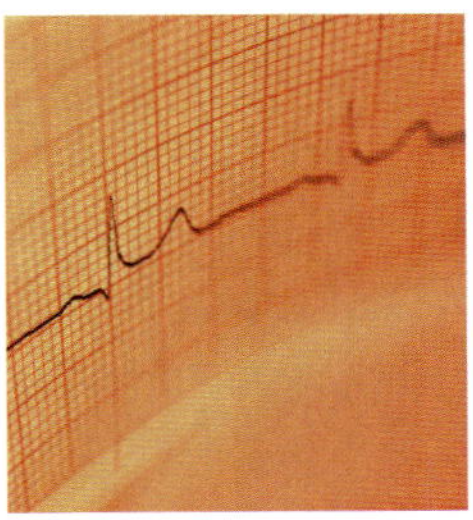
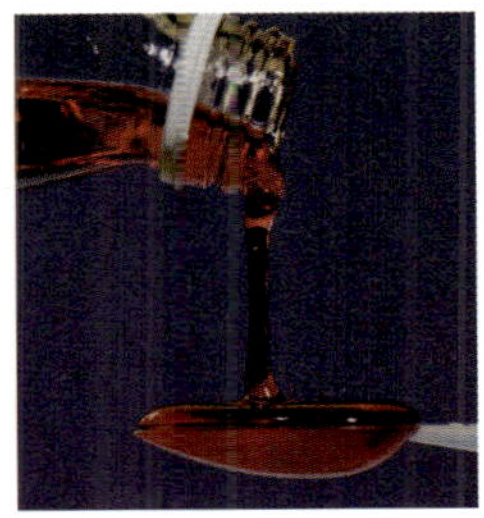
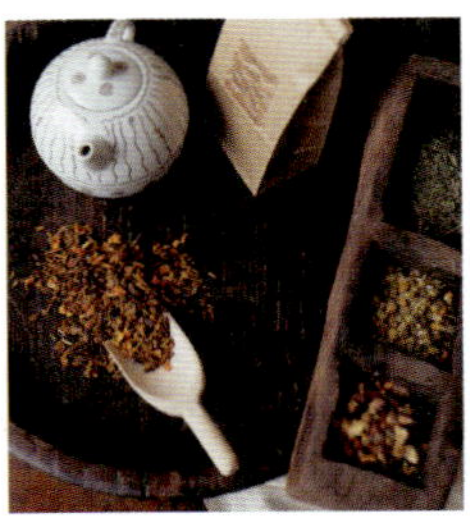
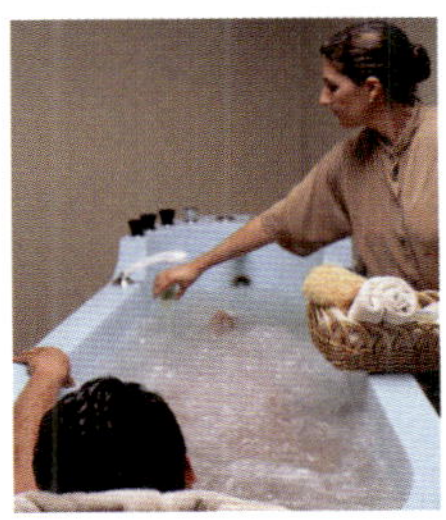
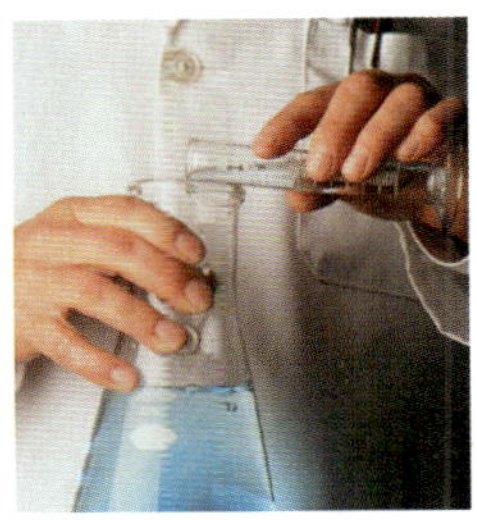

Serviceteil

Selbst sammeln oder kaufen?

Das Sammeln von Heilkräutern und der Anbau von Pflanzen, Blüten und Früchten zur Heilung und zur Nahrungsergänzung haben eine lange Tradition. Was früher in jedem Haushalt selbstverständlich war – die leuchtenden Blüten der Ringelblume wuchsen nicht zur Zier in den Bauerngärten – geriet in den letzten Jahrzehnten fast völlig in Vergessenheit. Das Wissen um wirksame Pflanzen und die Aufbereitung der Drogen ist aus dem Allgemeinwissensschatz vor allem des Städters verschwunden. Erst in den letzten Jahren gibt es wieder, angeregt durch die ökologische Bewegung, ein zunehmendes Interesse an Heilpflanzen. Dieses Interesse ist meist auch gekoppelt mit dem Wunsch, diese Pflanzen selbst zu sammeln, sich seine eigene Medizin herzustellen und damit auch ein bisschen Autonomie in Fragen der Gesunderhaltung und Heilung zu erlangen.

Auf Grund der Vielzahl an Kräutern ist es für den Laien zu Beginn eher schwierig, den vollständigen Überblick zu erhalten. Es ist daher empfehlenswert, sich vorab nur mit einer kleinen Zahl an Kräutern intensiver zu beschäftigen und erst mit der Zeit das Sortiment an Pflanzen zu erweitern.

Das Selbstsammeln der Pflanzen kann aber auch Folgen haben, die sich eher nachteilig auf die Gesundheit und das Wohlbefinden auswirken und daher sollte man dies nur tun, wenn man sich auskennt und Folgendes bedenkt:

- *Es gibt in der Natur einige Heilpflanzen, die giftige „Doppelgänger“ besitzen, die auf den ersten Blick nicht unterschieden werden können, deren Einnahme jedoch für den Menschen mit erheblichen Schäden verbunden sein kann. Ähnlich wie beim Pilzesammeln muss man sich daher völlig sicher sein, dass man die richtige Pflanze gefunden hat. Von manchen Pflanzen, z.B. von der Schafgarbe oder der Kamille, gibt es mehrere Artverwandte, die häufig nur vom Fachmann exakt unterschieden werden können, die jedoch einen extrem unterschiedlichen Gehalt an Wirkstoffen aufweisen können. Solche Verwandte sind nicht unbedingt giftig, können aber einen so geringen Wirkstoffgehalt aufweisen, dass sie keinen therapeutischen Nutzen mit sich bringen. Daher sollte man vor allem aufpassen, wenn Kinder beim Sammeln mithelfen!*

- *Zudem ist der Sammelort zu berücksichtigen. Schadstoffbelastete Orte wie Straßenränder, Industriegelände etc. fallen aus. Obwohl sich in den letzten Jahren immer mehr Bauern dem ökologischen Landbau verschrieben haben, sind manche Böden noch immer mit großen Mengen an Pflanzenschutzmitteln und Unkrautvernichtern belastet – auch wenn sie scheinbar in idyllischer Landschaft liegen. Eine Schadstoffbelastung, z.B. durch Schwermetalle, könnte nur durch laborchemische Analysen entdeckt werden, die für einzelne Pflanzenfunde zu aufwändig und teuer sind.*
- *Es gibt Kräuter, z.B. der Enzian, die unter Naturschutz stehen und im Sinne der Arterhaltung nicht gesammelt werden dürfen. Diese Pflanzen sollen ausschließlich aus Kulturanbau für die Heilmittelerzeugung verwendet werden.*
- *Zum Sammeln gehören auch die geeigneten Materialien. Luftundurchlässige Plastiksackerln sorgen dafür, dass die gesammelte Pflanze schnell vertrocknet oder bei Feuchtigkeit zu schimmeln beginnt. Offene Körbe, die eventuell gegen Regen geschützt werden können, sind am besten geeignet.*
- *Witterung und Tageszeit haben einen bedeutenden Einfluss auf die Qualität der gesammelten Kräuter – nasse Kräuter benötigen viel länger zum Trocknen und sind eher gefährdet, dass sich gefährliche Schimmelpilze entwickeln.*
- *Pflanzen können je nach Jahreszeit und Entwicklung beachtliche Unterschiede in ihrem Wirkstoffgehalt aufweisen. Für die meisten Pflanzen gibt es daher empfohlene Erntezeiten, die möglichst eingehalten werden sollten.*
- *Es ist auch unbedingt darauf zu achten, welcher Teil der Pflanze verwendet werden soll: Blätter, Blüte, Stiel oder Wurzel?*
- *Auch das Trocknen der Pflanzen bedarf einiger Überlegungen, vor allem schon hinsichtlich geeigneter Räume. Die Trocknung sollte an einem schattigen, luftigen Ort erfolgen. Je wasserreicher die Pflanze*

ist, umso sorgfältiger muss die Trocknung erfolgen. Dickere Anteile von Wurzeln müssen zum Teil in Scheiben geschnitten werden, um eine ausreichende Trocknung zu ermöglichen. Es muss sichergestellt werden, dass die Pflanzen gut getrocknet sind und dass sich keine Schimmelpilze auf den Pflanzen entwickelt haben. Diese Schimmelbildungen sind oft mit freiem Auge nicht zu sehen und können erst unter dem Mikroskop erkannt werden. Der Gebrauch von Pflanzen, die von Schimmelpilzen befallen sind, kann zu schweren gesundheitlichen Störungen führen.

- *Zur Aufbewahrung benötigt man geeignete, lichtgeschützte Gefäße. Kräutertees sollten maximal ein Jahr lang, und zwar dunkel und trocken, in verschraubbaren Gläsern oder Dosen gelagert werden. Man sollte auch nicht vergessen, die Gefäße zu beschriften und zu vermerken, wann (und gegebenenfalls wo) die Pflanzen gesammelt wurden.*

Heute stehen in der Apotheke und in Fachgeschäften pflanzliche Drogen von guter Qualität zur Verfügung. Alle dort erhältlichen pflanzlichen Drogen werden untersucht, wobei vor allem folgende Kriterien überprüft werden:

- *Handelt es sich wirklich um die angegebene Pflanze oder gibt es Beimischungen von anderen Pflanzen? So kann sichergestellt werden, dass keine gesundheitsschädigenden Pflanzen unter der Droge sind und kein wertloses Kraut beigemengt wurde.*
- *Sind Schadstoffe in der Droge enthalten, die gesundheitliche Störungen verursachen könnten?*
- *Ist die Pflanzen frei von Schimmelpilzen?*

Sollten Sie Ihre Pflanzen doch selbst sammeln wollen und Sie verfügen über keine ausreichenden Kenntnisse über Heilpflanzen, sollten Sie in jedem Fall vorab entsprechende Kurse besuchen (zuverlässige Adressen finden Sie unten). Zudem sollten Sie sich ein gutes Pflanzenbestimmungsbuch zulegen und im Zweifel eine Pflanze immer lieber stehen lassen.

Adressen

Wissenschaftliche Vereinigungen, die sich der Förderung von Phytotherapie widmen:

- *Deutschland: Gesellschaft für Phytotherapie e.V. (GPhy)
http://Phytotherapie.org/*
- *Österreich: Österreichische Gesellschaft für Phytotherapie (ÖGPhyt)
http://Phytotherapie.at/*
- *Schweiz: Schweizerische Medizinische Gesellschaft für Phytotherapie:
http://www.smgp.ch/*
- *Internationale Dachorganisation:*

*ESCOP – The European Scientific Cooperative on Phytotherapy
http://www.escop.com/*
Auf europäischer Ebene haben sich seit 1989 die nationalen Fachgesellschaften für Phytotherapie zu einer wissenschaftlichen Kooperation zusammengeschlossen, die auch Kontakte zu außereuropäischen Organisationen dieser Art hält. Das Ziel der ESCOP ist eine verbindliche Feststellung des Status der Phytopharmaka und die Harmonisierung der unterschiedlichen Beurteilungskriterien für die Zulassung von Phytopharmaka auf europäischer Ebene.

Empfehlenswerte Fachzeitschriften

- *Foliaca – Diese Fachzeitschrift erscheint 4 x pro Jahr. Informationen können via Projektmanagement/Verkauf bei Mag. Wolfgang Chlud (wolfgang.chlud@universimed.com) bezogen werden.*
- *Im Hippokrates-Verlag erscheint die „Zeitschrift für Phytotherapie“.
Servicenummer für Abonnenten: +49 (0711) 8931-321;
Probeexemplar: +49 (0711) 8931-333 Fax: -133,
E-Mail: kunden.service@thieme.de*

Empfehlenswerte weiterführende Literatur

Dieses Buch ist als Einführung in die Kräuterheilkunde konzipiert und konzentriert sich auf eine beschränkte Anzahl von Arzneimitteln und Anwendungen. Für die Leser, die sich intensiver mit der Materie beschäftigen möchten, können die nachfolgenden Bücher und CD-ROMs empfohlen werden:

- *R. Länger, H. Schiller: Gesundheit aus der Naturapotheke – Richtiger Umgang mit Arzneimitteln. Springer Verlag, 2004*

  (Ein Ratgeber, der viele gute praktische Tipps gibt und speziell österreichische Präparate vorstellt.)

- *A. Kraft: Checkliste Phytotherapie. Thieme Verlag, 2000*

  (Ein wissenschaftliches Taschenfachbuch, das sich auch an den interessierten Laien wendet und sehr praktische Pflegetipps gibt.)

- *M. Pahlow: Das große Buch der Heilpflanzen. Weltbild Verlag, 2004*

  (Ein großes Pflanzenlehrbuch, das die Pflanzen sehr gut beschreibt und mit vielen Bildern darstellt sowie über wissenschaftliche, volksmedizinische und andere therapeutische Verwendungen von Heilpflanzen Auskunft gibt.)

- *M. Wichtel: Teedrogen und Phytopharmaka. Ein Handbuch für die Praxis auf wissenschaftlicher Grundlage. Wissenschaftliche Verlagsgesellschaft Stuttgart, 2002*

  (Das Buch zählt zu den Klassikern unter den Heilkräuterbüchern und gibt über die Inhaltsstoffe und deren Wirkung sehr gut Auskunft.)

- *Th. Brendler, J. Grünwald, Ch. Jänicke: Heilpflanzen (CD-ROM). medpharm Scientific Publishers, Stuttgart, 2003*

  (Umfassende Informationen auf einer Silberscheibe – sehr kompakt und gut!)

Glossar

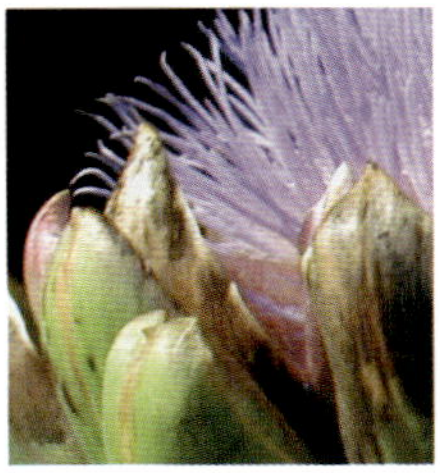

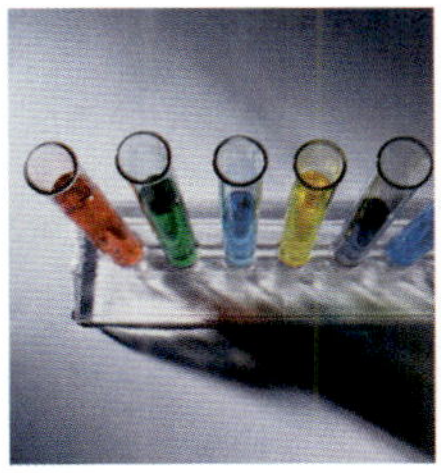

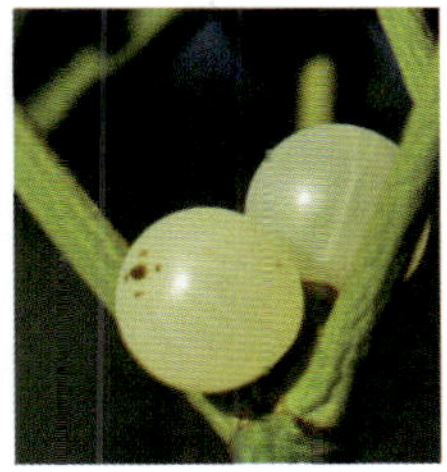

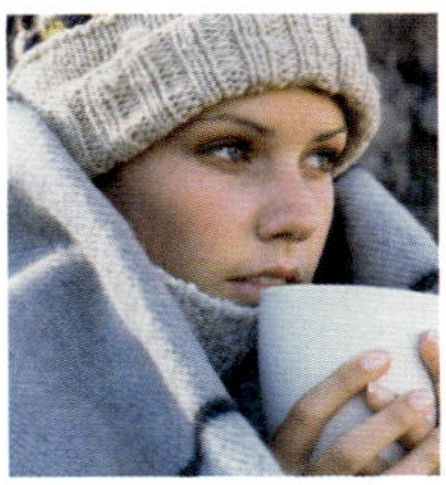

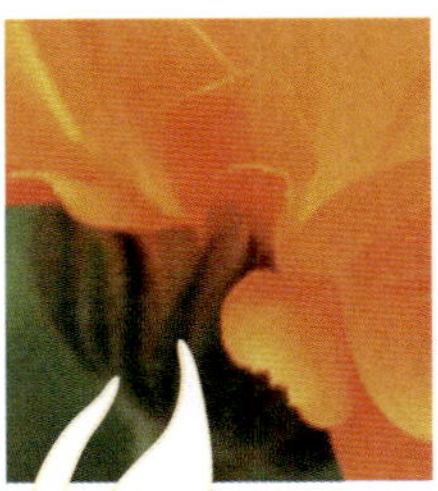

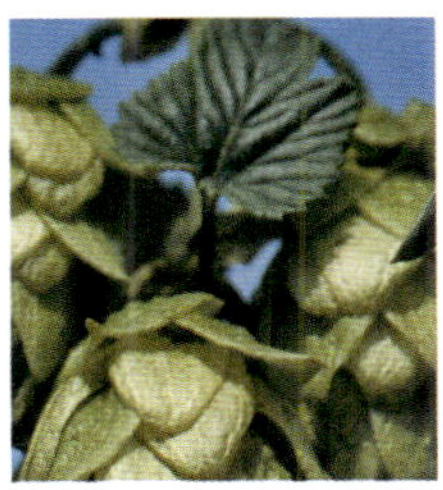

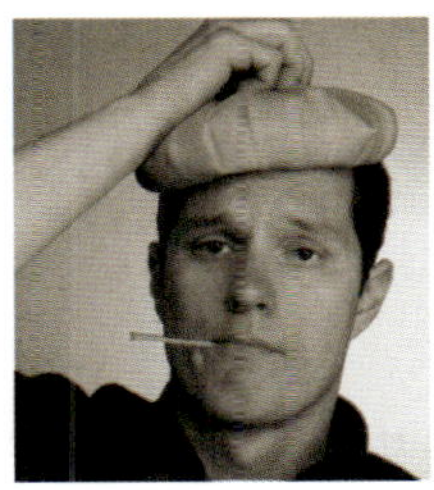

Glossar

Abkochung

Da aus harten Pflanzenteilen die Wirkstoffe schwerer herauszulösen sind, müssen manche Kräuter und die meisten Wurzeln, Rinden und Hölzer – vor allem mit Gerbstoffen und Kieselsäure – etwa 10 bis 15 Minuten lang gekocht und danach abgeseiht werden.

Ätherische Öle

Stark riechende, leicht flüchtige Substanzgemische, die leicht vom Magen-Darm-Trakt und über die Haut aufgenommen werden können. Sie finden sich in allen Pflanzen.
Die im Handel erhältlichen ätherischen Öle sind meist eine Mischung mehrerer Einzelstoffe.

Alkaloide

Stickstoffhaltige Stoffe, die aufgrund ihrer Inhaltsstoffe als die am wirksamsten gelten. Da sie jedoch vorwiegend in Pflanzen enthalten sind, deren direkte Aufnahme für den Menschen mit schwerwiegenden Nebenwirkungen (von Störungen im Nervensystem bis hin zu Vergiftungen) verbunden sein kann, sollen sie nicht als Tees etc. eingenommen werden.

Alkoholische Auszüge

Manche Inhaltsstoffe können durch alkoholische Extraktion gewonnen werden, die gewonnenen Lösungen werden Tinkturen genannt und können so in den Handel gelangen.

Anthrachinonderivate

Wirkstoffe, die in vielen dickdarmwirksamen Abführmitteln (z.B. Sennesblättern) enthalten sind.

Arteriosklerose

Der umgangssprachliche Ausdruck „Gefäßverkalkung“ umschreibt nur einen Teil der Problematik, denn bei dieser Erkrankung kommt es nicht nur zu Kalkablagerungen in den Gefäßen, die zu einer zunehmenden Wand-

starre der Gefäße führen, sondern auch zu einer Verringerung des Querschnittes von Gefäßen, was zu einer Verminderung der Durchblutung führt. Die Arteriosklerose ist in der westlichen Welt die Hauptursache für Schlaganfälle und Herzinfarkte.

Asthma

Asthma ist eine der häufigsten chronischen Atemerkrankungen, die mit einer Entzündung und besonderen Empfindlichkeit der Bronchialschleimhaut einhergeht. Bei dieser Erkrankung kann es zu Husten, zähem Auswurf und krampfartigen Verengungen der Bronchialmuskulatur kommen.

Aufguss

Der Aufguss ist die am häufigsten praktizierte Methode, bei der vor allem jene Pflanzenteile verwendet werden, die ätherische Öle enthalten. Die Pflanzen werden am besten mit kochendem Wasser übergossen, fünf bis zehn Minuten ziehen gelassen und dann abgeseiht.

Aufkochung

Bei manchen Kräutern und Wurzeln (z.B. Eibischwurzel) empfiehlt sich das Übergießen mit kaltem Wasser und das anschließende Aufkochen.

Bitterstoffe

Sie enthalten, wie der Namen bereits ausdrückt, Stoffe, die während des Verzehrs eher bitter schmecken. Die Wirksamkeit beruht auf der anregenden Wirkung auf das Verdauungssystem.

Bronchitis

Entzündung der Schleimhaut der Bronchien, die zu einer vermehrten Sekretbildung und entzündlichen Schwellung der Bronchien führt.

Destillationen

Die Destillation mit Wasserdampf stellt eines der ältesten Extraktionsverfahren dar – die Pflanzen werden erhitzt und der Dampf wird dann aufgefangen und abgekühlt. Mit dieser Methode werden vor allem die ätherischen Öle aus den Pflanzen gewonnen.

Dyspepsie

Unter diesem Begriff versteht man das Auftreten von Drücken und Schmerzen im Oberbauch, Sodbrennen und Völlegefühl nach Mahlzeiten. Ursache dieser Beschwerden können der Mangel an Magensaft, verminderte Gallenproduktion oder die Produktion anderer wichtiger Verdauungsenzyme sein.

Flavonoide

Sie erhielten ihren Namen auf Grund ihrer Gelbfärbung. Es gibt eine Vielzahl von flavonoidhaltigen Pflanzen, daher ist auch ihre Verwendung und Wirkung sehr unterschiedlich (bekannt ist z.B. der Einfluss bestimmter Flavonoide auf den Blutdruck, die Gefäße, ...).

Gerbstoffe

Sie wurden früher vorwiegend in der Lederverarbeitung verwendet und sind in bestimmten Rinden und Wurzeln enthalten. Ihre heilsame Wirkung für den Menschen beruht auf der Tatsache, dass sie vor allem auf der Haut und Schleimhaut Bakterien abtötend wirken können (z.B. als Mittel bei Halsentzündungen).

Glykosoide

Chemische Substanzen, die Zuckermoleküle enthalten und stark wirksam sein können (z.B. herzwirksam).

Hämorrhoiden

Unter Hämorrhoiden versteht man schmerzhafte, knotenförmige Erweiterungen von Gefäßen im Enddarmbereich, ähnlich Krampfadern an den Beinen.

Histamine

Körpereigene Stoffe, die zur Allergieauslösung führen können.

Katarrh

Der Katarrh ist eine mit Flüssigkeitsabsonderung einhergehende Entzündung der Schleimhäute der Nase und der Bronchien.

Kombinationspräparat

Arzneimittel, bei denen zur Herstellung mehrere Wirkstoffe oder Pflanzen verwendet werden.

Monopräparat

Arzneimittel, bei dem nur eine Sorte von Wirkstoffen oder Pflanzen zur Herstellung verwendet wird.

Phytopharmaka

Dies sind Arzneimittel, deren wirksame Bestandteile ausschließlich aus pflanzlichem Material bestehen, wie beispielsweise Pflanzenpulver, Pflanzensekrete, ätherische Öle oder Pflanzenextrakte.

Phytosterine

Stoffe, die dem Cholesterin ähnlich sind und daher cholesterinsenkend wirken sowie die Bildung von entzündungsfördernden Stoffen hemmen.

Phytotherapie

Unter diesem Begriff versteht man die Anwendung von Heilpflanzen und Heilmitteln, die ausschließlich aus Heilpflanzen gewonnen werden und für die es naturwissenschaftliche Untersuchungen hinsichtlich ihrer Wirksamkeit gibt. Eingeführt wurde der Begriff „Phytotherapie“ von dem französischen Arzt Henri Leclerc (1870 – 1955).

Presssäfte

Dabei werden die frisch geernteten Kräuter sofort schonend gepresst und der Saft wird in der Regel durch Pasteurisieren haltbar gemacht.

Signaturenlehre

Mittelalterliche Vorstellung, die einen Zusammenhang zwischen dem Aussehen von Pflanzen und deren Verwendung bei Krankheiten herzustellen versucht. Sie ging von der Idee aus, Gott habe den Pflanzen Zeichen gesetzt, die der Kundige erkennen und deuten könne: z.B. wurden gelb blühende Pflanzen in Beziehung zur gelben Galle gesetzt und bei solchen Beschwerden eingesetzt. Paracelsus (1493 – 1541) gilt als Begründer dieser Lehre.

Saponine

Sie enthalten Stoffe, die in Verbindung mit Wasser Schaum bildend wirken.

Schleimstoffe

Sie quellen auf Grund ihrer Molekularstruktur mit Wasser stark auf. Verwendung finden sie vor allem in Mitteln zur Behandlung von Husten oder Halserkrankungen.

Superinfektion

Unter diesem Begriff versteht man in der Regel die zusätzliche bakterielle Infektion auf eine bestehende, durch Viren ausgelöste Infektion – z.B. das Eindringen von Bakterien mit Auslösen einer bakteriellen Infektion bei einer bestehenden viralen Infektion der Atemwege.

Terpene

Terpene sind Stoffe, die zur Gruppe der Saponine gehören.

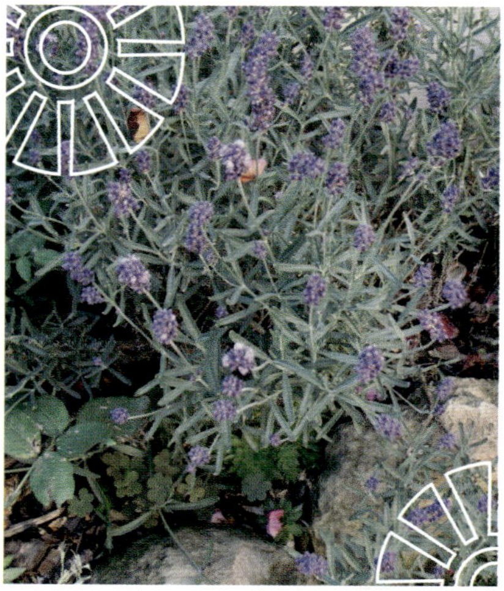

Verwendete Literatur

Die Apotheke – historische Streiflichter.
Editiones Roche. F. Hoffmann-La Roche AG, 1996

- *http://www.gesundheitpro.de/partner/surfmed/therapien/komplementaermedizin/phytotherapie*

- *http://www.apothekergarten.de/?p=pflanzenheilkunde&q=geschichte*

- *http://www.forum-naturheilkunde.de/phytotherapie/klosterheilkunde.html*

▪ J.G. Mayer, B. Uehleke: Handbuch der Klosterheilkunde von Pater Kilian Saum. Verlag Zabert Sandmann GmbH, 2004 ▪ R. Jütte: Geschichte der Alternativen Medizin. Verlag CH Beck, 1996 ▪ K. Dieckhöfer, K. Kraft: Grundzüge der Geschichte der Phytotherapie, in: Erfahrungsheilkunde 6, 1995 ▪ R. Länger, H. Schiller: Gesundheit aus der Naturapotheke – Richtiger Umgang mit Arzneimitteln. Springer Verlag, 2004 ▪ K. Kraft: Checkliste Phytotherapie. Thieme Verlag, 2000 ▪ M. Wiesenauer, A. Kerckhoff: PhytoPraxis. Springer Verlag, 2003 ▪ M. Pahlow: Das große Buch der Heilpflanzen. Weltbild Verlag, 2004 ▪ M. Wichtel: Teedrogen und Phytopharmaka. Wissenschaftliche Verlagsgesellschaft Stuttgart, 2002 ▪ Pschyrembel Wörterbuch Naturheilkunde. Walter de Gruyter, 2000▪ P. Steigerwald: Naturheilmittel pocket. Börm Bruckmeier Verlag, 1999 ▪ Th. Brendler, J. Grünwald, Ch. Jänicke: Heilpflanzen (CD-ROM). medpharm Scientific Publishers, 2003 ▪ H.D. Reuter: Therapie mit Phytopharmaka. Gustav Fischer Verlag, 1997 ▪ Herbal Medicine, Expanded Commision E Monographs (CD-ROM). Blumenthal, Goldberg, Brinckmann, Integrative Medicine, 2003 ▪ H. Schilcher: Phytotherapie in der Kinderheilkunde, Wissenschaftliche Verlagsgesellschaft Stuttgart , 1991 ▪ R. Länger, W. Kubelka: Phytokodex. Verlag Krause & Pachernegg/ÖÄK Verlag, 2001 ▪ Ch. Jänicke, J. Grünwald, Th. Brendler: Handbuch Phytotherapie. Wissenschaftliche Verlagsgesellschaft Stuttgart, 2003

Abbildungsnachweis

Abbildungsnachweis

goodshot.com: 124, 139, 159 (Mitte)

Hagen Schaub: 14, 18 (rechts), 146, 164

Institut für Geschichte der Medizin Wien: 9, 12, 17

Institut für Pharmakognosie der Universität Wien: 33, 34, 36, 37, 38, 40, 41, 43, 45, 47, 49, 50, 53, 54, 55, 57, 58, 59, 61, 62, 65, 66, 67, 68, 71, 76, 77, 79, 81, 82, 85, 87, 88, 89, 90, 93, 95, 96, 98, 99, 100, 104, 106, 107, 111, 113, 115, 141, 153 (oben links), 159 (oben links und rechts, unten links und Mitte)

Martin Schrampf: 4, 18 (links und Mitte), 22, 27, 69, 73, 80, 92, 101, 103, 114

Natur ganz nah: 46, 63, 83, 110

PhotoAlto: 142, 126, 143

PhotoDisc: 10, 11, 23, 25, 26, 28, 35, 74, 91, 108, 112, 117, 130, 145, 148, 150, 153 (oben rechts, mittlere und untere Zeile), 159 (oben Mitte, unten rechts)

Staatsarchiv Bamberg: 19, 153 (oben Mitte)

Verlagshaus der Ärzte: 109

Dr. med. Patricia Winkler-Payer:

Bach-Blütentherapie

Wie kann der Gesundheitsorientierte Bach-Blüten zur Vorsorge nutzen? Gehören Bach-Blüten in die Hausapotheke? Wie unterstützen Sie mit Bach-Blüten Kinder mit Lernproblemen, gestresste Erwachsene, verzweifelte Übergewichtige und Midlife-crisis-Gebeutelte? Woran erkennt man einen professionellen Therapeuten? Warum gilt Edward Bach in informierten Fachkreisen als Visionär einer Medizin der Zukunft?

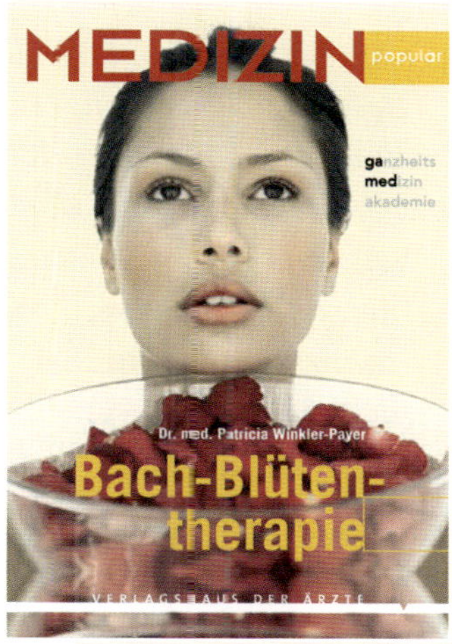

Die Klagenfurter Allgemeinmedizinerin Dr. med. Patricia Winkler-Payer stellt in diesem Buch nicht nur die Methoden der Bach-Blütentherapie vor, sondern beschreibt mit ihrer 20-jährigen Patienten- und Seminarerfahrung auch die vielseitigen Anwendungsbereiche der Bach-Blüten.

128 Seiten, geb.
Format 11 x 15,5 cm
zahlreiche Farbabbildungen
€ 7,95/SFR 14,70
ISBN 3-901488-63-4

Erhältlich in jeder Buchhandlung.

Ing. Manfred Bläuel
Univ.-Prof. Dr. med. Robert Gasser:

Olivenöl

Die Medizin auf dem Teller

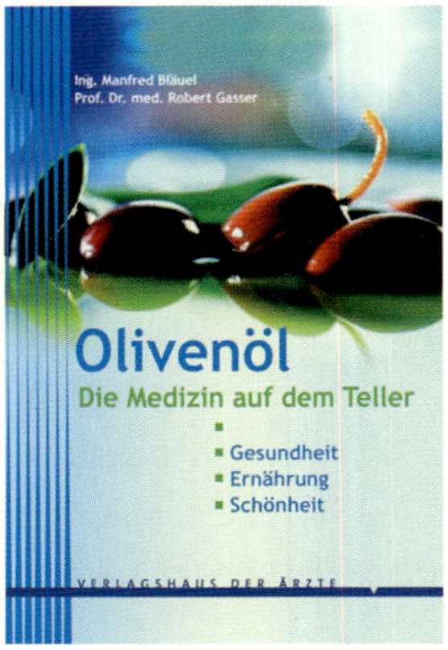

Dieses Buch ist eine Liebeserklärung an die wunderbarste Frucht der Welt, die Olive. Eine Liebeserklärung an das wunderbarste Öl der Welt, das Olivenöl – ein Symbol für uralte mediterrane Tradition, Lebenskultur, vernünftige Ernährung, Gesundheit und Genuss –, aber auch eine Liebeserklärung an die eigenwilligen Bewohner der Mani.

Als zentraler Bestandteil der gesunden mediterranen Küche ist Olivenöl inzwischen anerkannt und geschätzt. Die moderne Medizin hat zudem nachweisen können, dass Olivenöl vor allem bei Übergewicht, Diabetes, Bluthochdruck und Herz-Kreislauf-Erkrankungen ein natürlich wirksames Medikament ist.

Seit mehr als 30 Jahren importiert Ing. Manfred Bläuel Olivenöl und Bio-Olivenprodukte aus Griechenland, wo sein Bruder ein ökologisch und biologisch vorbildliches Bio-Olivenöl-Programm ins Leben gerufen hat. Heute ist Mani ein international eingetragener Markenname der Firma Bläuel und bürgt für höchste Qualität.

Univ.-Prof. Dr. med. Robert Gasser ist Herzspezialist an der Medizinischen Universitätsklinik Graz. Er hat sich intensiv mit der Krankheitsvorbeugung beschäftigt und legt in diesem Buch die zahlreichen wissenschaftlich erwiesenen gesundheitsfördernden Aspekte des Olivenöls dar.

144 Seiten, geb.
Format 16,5 x 22 cm
zahlreiche Farbabbildungen
€ 12,90/SFR 23,50

ISBN 3-901488-60-X

Erhältlich in jeder Buchhandlung.